EXAMEN

DE

LA PHRÉNOLOGIE.

Paris.— C. BAJAT, rue Montmartre, 131.

EXAMEN

DE

LA PHRÉNOLOGIE,

Par P. FLOURENS,

Membre de l'Académie française, Secrétaire perpétuel de l'Académie royale des Sciences (Institut de France), Membre des Sociétés royales de Londres et d'Édimbourg, des Académies royales des Sciences de Stockholm, de Turin, etc., etc., etc, Professeur de Physiologie comparée au Muséum d'histoire naturelle de Paris.

« J'ai un sentiment clair de ma liberté. »
BOSSUET.
Traité du Libre Arbitre.

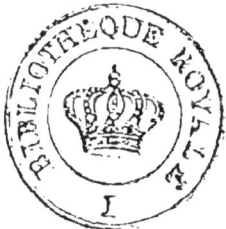

PARIS,

PAULIN, ÉDITEUR, RUE DE SEINE, 33.

—

1842

A

LA MÉMOIRE

DE

DESCARTES.

1.

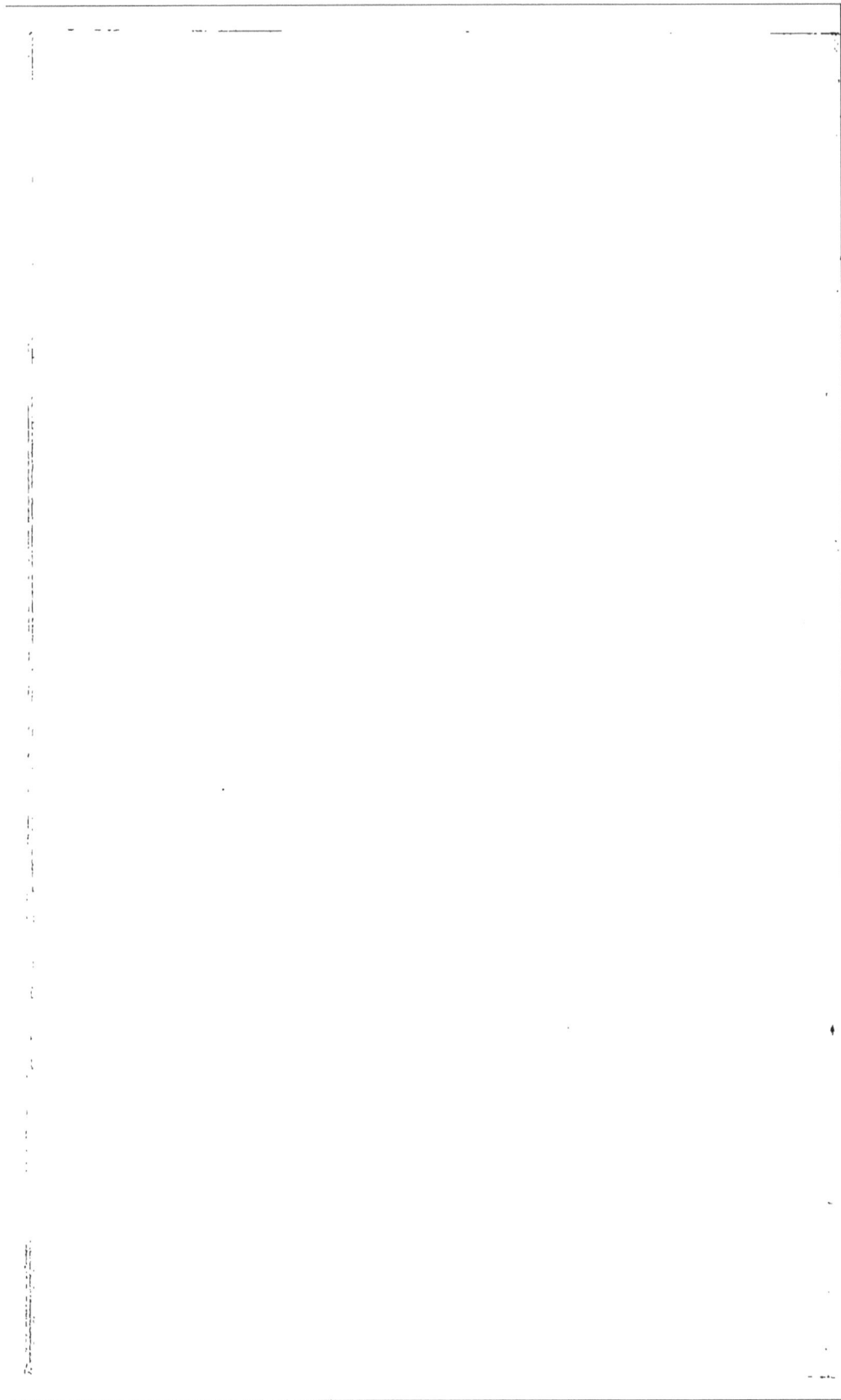

J'ai vu les progrès de la *Phrénologie,* et j'ai écrit ce livre.

Chaque siècle relève de sa philosophie.

Le XVIIe siècle relève de la philosophie de Descartes; le XVIIIe relève de Locke et de Condillac; le XIXe doit-il relever de Gall?

Cette question a bien quelque importance.

J'examine successivement ici la *Phrénologie* dans Gall, dans Spurzheim et dans M. Broussais.

J'ai voulu être court. Il y a un grand se-
cret pour être court : c'est d'être clair.

Je cite souvent Descartes ; je fais plus , je
lui dédie mon livre. J'écris contre une mau-
vaise philosophie, et je rappelle la bonne.

I.

DE GALL.

—

DE SA DOCTRINE EN GÉNÉRAL.

On connaît le grand ouvrage dans lequel Gall a exposé sa doctrine (1). Cet ouvrage servira de base à mon examen. J'étudierai, l'une après l'autre, chacune des questions étudiées par l'auteur. Je changerai seulement un peu l'ordre de ces questions.

Deux propositions fondamentales constituent toute la doctrine de Gall : la première, que l'intelligence réside exclusivement dans le cerveau; la seconde, que chaque faculté particulière de

(1) *Anatomie et physiologie du système nerveux en général et du cerveau en particulier, avec des observations sur la possibilité de reconnaître plusieurs dispositions intellectuelles et morales de l'homme et des animaux par la configuration de leurs têtes;* 4 vol. in-4° avec planches. Paris, de 1810 à 1819.

l'intelligence a, dans le cerveau, un organe propre.

Or, de ces deux propositions, la première n'a certainement rien de neuf; et la seconde n'a peut-être rien de vrai.

Voyons d'abord la première.

Je dis que cette première proposition, savoir, que le cerveau est le siége exclusif de l'intelligence, n'a rien de neuf; et Gall en convient lui-même.

« Depuis longtemps, dit-il, des philosophes, « des physiologistes et des médecins, soutiennent « que le cerveau est l'organe de l'âme (1). » L'opinion que le cerveau (soit le cerveau pris en totalité, soit telle ou telle partie du cerveau prise séparément) est le siége de l'âme, est, en effet, aussi ancienne que la science. Descartes avait placé l'âme dans la *glande pinéale;* Willis la plaça dans les *corps cannelés;* Lapeyronie, dans le *corps calleux, etc.*

Pour venir à des auteurs plus récents, Gall

(1) T. II, p. 217. « Il est généralement reconnu, dit-il encore, « que le cerveau est l'organe particulier de l'âme. » T. II, p. 14.

cite Sœmmerring, qui dit nettement que « le
« cerveau est l'instrument exclusif de toute sen-
« sation, de toute pensée, de toute volonté (1). »
Il cite Haller, qui prouve (*prouve* est l'expression même dont se sert Gall) que « la sensa-
« tion n'a pas lieu dans l'endroit où un objet
« touche le nerf, dans l'endroit où l'impression
« a lieu, mais dans le cerveau (2); » et il aurait
pu en citer beaucoup d'autres.

Cabanis n'écrivait-il pas avant Gall? Et
Cabanis n'a-t-il pas dit : « Pour se faire une
« idée juste des opérations d'où résulte la pensée,
« il faut considérer le cerveau comme un organe
« particulier, destiné à la produire, de même que
« l'estomac et les intestins à opérer la digestion,
« le foie à filtrer la bile, etc. (3)? » Proposition
outrée jusqu'au ridicule, mais enfin qui n'est
que la proposition même de Gall, sauf l'exa-
gération dans les termes.

Sœmmerring et Cuvier cherchaient avant Gall,

_____

(1) Gall, t. II, p. 221.

(2) Gall, t. II, p. 222. Haller, *Elementa physiologiæ, etc.*,
t. IV, p. 304 : Sensus præterea sedem in cerebro esse, atque ad
cerebrum per nervos mandari, alia sunt quæ ostendunt....

(3) *Rapports du physique et du moral de l'homme*, II⁰ mémoire, § VII.

dans l'anatomie comparée des diverses classes, les rapports du développement du cerveau avec les développements de l'intelligence. Cuvier écrivait cette phrase remarquable : « La propor-« tion du cerveau avec la moelle allongée, pro-« portion qui est plus à l'avantage du cerveau « dans l'homme que dans tous les autres ani-« maux, est un très bon indicateur de la perfec-« tion de l'intelligence, parce que c'est le meilleur « indice de la prééminence que l'organe de la « réflexion conserve sur ceux des sens exté-« rieurs (1); » et cette autre phrase plus remar-quable encore : « L'intelligence, dans les ani-« maux, paraît d'autant plus grande que les hé-« misphères sont plus volumineux (2). »

Gall s'élève surtout contre Bichat, qui a dit : « C'est toujours sur la vie organique, et non « sur la vie animale que les passions portent « leur influence : aussi tout ce qui sert à les « peindre se rapporte-t-il à la première et non « à la seconde. Le geste, expression muette du « sentiment et de l'entendement, en est une preuve

(1) *Leçons d'anatomie comparée*, t. II, p. 153.
(2) *Ibid*, p. 175.

« remarquable : si nous indiquons quelques phé-
« nomènes intellectuels relatifs à la mémoire, à
« l'imagination, à la perception, au jugement,
« etc., la main se porte involontairement sur la
« tête : voulons-nous exprimer l'amour, la joie,
« la tristesse, la haine, c'est sur la région du cœur,
« de l'estomac, des intestins, qu'elle se dirige
« (1). »

Il y aurait sans doute, dans ces paroles de
Bichat, beaucoup à reprendre. Cependant, dire
que les passions *portent leur influence* sur la
vie organique, ce n'est pas dire qu'elles y siégent. Bichat lui-même avait déjà dit : « Toute
« espèce de sensation a son centre dans le cer-
« veau, car toute sensation suppose l'impression
« et la perception (2). » Et, relativement à cette
distinction (distinction qui n'a pas été assez
faite) entre les parties où siégent les passions
et les parties qu'elles affectent, Gall aurait pu
trouver dans Descartes cette remarque aussi
judicieuse que fine.

« Bien que les esprits (écrit Descartes à Le-

---

(1) *Recherches physiologiques sur la vie et la mort*, art. VI, § II.
(2) *Recherches physiologiques sur la vie et la mort*, art. VI. § II.

« roy) qui ébranlent les muscles viennent du cer-
« veau, il faut cependant assigner pour place aux
« passions la partie du corps qui en est le plus
« altérée ; c'est pourquoi je dirais : Le principal
« siége des passions, en tant qu'elles regardent le
« corps, est dans le cœur, parce que c'est le
« cœur qui en est le plus altéré ; mais leur place
« est dans le cerveau, en tant qu'elles affectent
« l'âme, parce que l'âme ne peut souffrir immé-
« diatement que par lui (1). »

Et, puisque j'en suis à citer Descartes, qui,
mieux que Descartes, a vu que l'âme ne peut
avoir dans le corps qu'un siége très circonscrit,
et que ce siége très circonscrit est dans le cerveau?

« On sait, dit-il, que ce n'est pas proprement
« en tant que l'âme est dans les membres qui ser-
« vent d'organes aux sens extérieurs que l'âme
« sent, mais en tant qu'elle est dans le cerveau, où
« elle exerce cette faculté qu'on appelle le sens
« commun (2). »

---

(1) Descartes, *Lettre à Regius ou Leroy*, t. VIII, p. 515, édition de Descartes par M. Cousin.

(2) T. V, p. 34. « Je remarque, dit-il encore, que l'esprit ne
« reçoit pas l'impression de toutes les parties du corps, mais seule-
« ment du cerveau. » T. I, p. 344.

Il dit ailleurs : « On s'étonne de ce que je
« ne reconnais point d'autre sensation que celle
« qui se fait dans le cerveau ; mais tous les mé-
« decins et tous les chirurgiens m'aideront, comme
« j'espère, à le prouver; car ils savent que ceux
« à qui on a coupé depuis peu quelques mem-
« bres pensent souvent encore sentir de la dou-
« leur dans les parties qu'ils n'ont plus (1). »

Voilà donc bien, selon Descartes, l'âme qui
siége, c'est-à-dire qui *sent,* dans le cerveau, et
dans le cerveau seul. Ce qu'on va lire montre
avec quelle précision il excluait déjà les sens
extérieurs de toute participation aux fonctions
de l'âme.

« J'ai fait voir, dit-il, que la grandeur, la
« distance et la figure ne s'aperçoivent que par
« le raisonnement, en les déduisant les unes des
« autres (2). »

« Je ne puis demeurer d'accord, dit-il en-
« core, de ce que l'on avance, à savoir, que cette
« erreur (il s'agit de l'erreur causée par un bâton
« qui paraît rompu dans l'eau) n'est point cor-

(1) T. VI, p. 347.
(2) T. II, p. 357.

« rigée par l'entendement, mais par l'attouche-
« ment ; car, ajoute-t-il, bien que ce sens nous
« fasse juger qu'un bâton est droit..., néanmoins
« cela ne suffit pas pour corriger l'erreur de la
« vue ; mais, outre cela, il est besoin que nous
« ayons quelque raison qui nous enseigne que
« nous devons, en cette rencontre, nous fier plu-
« tôt au jugement que nous faisons ensuite de
« l'attouchement qu'à celui où semble nous por-
« ter le sens de la vue : laquelle raison ne peut
« être attribuée au sens , mais au seul entende-
« ment ; et, partant, dans cet exemple même,
« c'est l'entendement seul qui corrige l'erreur du
« sens (1). »

Le cerveau est donc le siége exclusif de l'âme ;
et tout ce qui est de la sensation, jusqu'aux
opérations mêmes qui paraissent le plus dépendre du simple sens externe, est fonction de
l'âme.

Gall se rejette sur Condillac, qui, bien moins
rigoureux en cela que Descartes, dit que « tou-
« tes nos facultés viennent des sens (2). » Mais,

(1) T. II, p. 358.
(2) « Le principal objet de cet ouvrage , dit-il , est de faire voir

lorsque Condillac parle ainsi, il parle évidemment par ellipse; car il ajoute aussitôt ces paroles : « Les sens ne sont que cause occasion-« nelle. Ils ne sentent pas, c'est l'âme seule qui « sent à l'occasion des organes (1). »

Or, si c'est l'âme seule qui *sent*, à plus forte raison est-ce l'âme seule qui *se souvient*, qui *juge*, qui *imagine, etc.* La *mémoire*, le *jugement*, l'*imagination, etc.*, en un mot, toutes nos facultés, sont donc de l'âme, viennent donc de l'âme, et non pas des sens.

Nul philosophe n'a exagéré plus qu'Helvétius l'influence des sens sur l'intelligence. Eh bien, Helvétius a dit : « De quelque manière qu'on « interroge l'expérience, elle répond toujours que « la plus ou moins grande supériorité des esprits « est indépendante de la plus ou moins grande « perfection des sens (2). »

Mais je laisse Helvétius et Condillac, et je

« comment toutes nos connaissances et toutes nos facultés vien-« nent des sens. » *Traité des sensations*, préambule de l'*Extrait raisonné*.

(1) *Ibid.*

(2) *De l'homme, de ses facultés intellectuelles, etc.*, t. 1, p. 186. Liége, 1774.

2.

reviens à Descartes, à Willis, à Lapeyronie, à Haller, à Sœmmerring, à Cuvier, etc. Tous ont vu, tous ont dit que le cerveau est le siége de l'âme, et qu'il l'est à l'exclusion des sens. La proposition que le cerveau est le siége exclusif de l'âme n'est donc pas neuve, n'est donc pas de Gall; elle était dans la science avant qu'eût paru sa doctrine.

Le mérite de Gall, et ceci même n'est pas un médiocre mérite, est d'en avoir mieux compris qu'aucun de ceux qui l'avaient précédé toute l'importance, et de s'être dévoué à la démontrer. Elle était dans la science avant Gall; on peut dire que depuis Gall elle y règne. Prenant chaque sens en particulier, il les exclut tous, l'un après l'autre, de toute participation immédiate aux fonctions de l'intelligence (1). Loin de se développer en raison directe de l'intelligence, la plupart se développent en raison inverse. Le goût, l'odorat, sont plus développés dans le quadrupède que dans l'homme; la vue, l'ouïe, le

---

(1) Il sépare très bien les sens de l'intelligence ; mais, comme on le verra plus loin, il donne à chaque sens tous les attributs de l'intelligence. Il échappe à une erreur pour tomber dans une autre.

sont plus dans l'oiseau que dans le quadrupède. Le cerveau seul se développe partout en raison de l'intelligence. La perte d'un sens n'entraîne point la perte de l'intelligence. Elle survit au sens de la vue, à celui de l'ouïe ; elle survivrait à tous. Il suffit d'interrompre la communication d'un sens quelconque avec le cerveau, pour que ce sens soit perdu. La seule compression du cerveau, qui abolit l'intelligence, les abolit tous. Loin donc d'être organes de l'intelligence, les organes des sens ne sont même organes des sens, ils n'exercent ces fonctions mêmes d'organes des sens, que par l'intelligence, et cette intelligence ne réside que dans le cerveau.

Le cerveau seul est donc l'organe de l'âme. Mais cet organe de l'âme, est-ce le cerveau tout entier, le cerveau pris en masse? Gall l'a cru ; et Spurzheim, à l'exemple de Gall ; et tous les phrénologistes venus ensuite, à l'exemple de Gall et de Spurzheim.

Et pourtant il n'en est rien. Si l'on enlève le cervelet à un animal, il ne perd que ses mouvements de locomotion ; si l'on enlève ses tubercules quadrijumeaux, il ne perd que la vue ; si l'on détruit sa moelle allongée, il perd ses mouvements de respiration, et, par suite, la vie(1). Aucune de ces parties, le cervelet, les tubercules quadrijumeaux, la moelle allongée, n'est donc organe de l'intelligence.

Le cerveau proprement dit seul l'est. Si l'on enlève, sur un animal, le cerveau proprement dit, ou les hémisphères, il perd aussitôt l'intelligence, et ne perd que l'intelligence (2).

Le cerveau pris en masse, *l'encéphale*, est donc un organe multiple; et cet organe multiple se compose de quatre organes particuliers : le cervelet, siége du principe qui règle les mouvements de locomotion; les tubercules quadrijumeaux, siéges du principe qui anime le sens de la vue; la moelle allongée, siége du principe qui détermine les mouvements de respiration; et le cerveau proprement dit, siége, et siége exclusif, de l'intelligence (3).

Lors donc que les phrénologistes placent indifféremment les facultés intellectuelles et mo-

(1) Voyez mes *Recherches expérimentales sur les propriétés et les fonctions du système nerveux*, seconde édition. Paris, 1842.

(2) *Ibid.*

(3) *Ibid.*

rales dans le cerveau pris en masse , les phréno-logistes se trompent. Ni le cervelet, ni les tu-bercules quadrijumeaux , ni la moelle allongée , ne peuvent être pris pour siéges de ces facul-tés. Toutes ces facultés résident exclusivement dans le cerveau proprement dit ou les hé-misphères.

La question du siége précis de l'intelligence a donc grandement changé depuis Gall. Gall croyait que l'intelligence résidait indifféremment dans tout l'encéphale ; et il a été prouvé qu'elle ne réside que dans les seuls hémisphères.

Aussi n'est-ce pas l'encéphale, pris en masse, qui se développe en raison de l'intelligence : ce sont les seuls hémisphères. Les mammifères sont les animaux qui ont le plus d'intelligence ; ils ont, toute proportion gardée, les hémisphères les plus volumineux. Les oiseaux sont les animaux qui ont le plus de force de mouvement ; ils ont, toute proportion gardée , le cervelet le plus grand ; les reptiles sont les animaux les plus lents , les plus apathiques , ils ont le cervelet le plus petit, etc.

Tout le prouve donc : l'encéphale , pris en masse, est un organe multiple, à fonctions multi-

ples, à parties diverses, destinées, les unes aux
mouvements de locomotion, les autres aux mouvements de respiration, etc., et dont une seule, le
cerveau proprement dit, est destinée à l'intelligence.

Or, cela posé, le cerveau tout entier ne peut
plus évidemment être partagé, comme le par-
tagent les phrénologistes, par petits organes,
dont chacun loge une faculté intellectuelle dis-
tincte, car le cerveau tout entier ne sert pas à
l'intelligence. Les hémisphères seuls servent à
l'intelligence ; et, par conséquent, la question
de savoir si l'organe, siége de l'intelligence, peut
être partagé en plusieurs organes, est une question qui ne concerne plus que les seuls hémisphères.

Gall prétend, et c'est ici la seconde proposition
fondamentale de sa doctrine, que le cerveau se
partage en plusieurs organes, dont chacun loge
une faculté particulière de l'âme. Il entendait,
par le mot *cerveau*, le cerveau tout entier, et il
se trompait. Réduisons sa proposition aux seuls
hémisphères, et nous verrons qu'il se trompe
encore.

Des expériences récentes l'ont montré : on peut retrancher, soit par devant, soit par derrière, soit par en haut, soit par côté, une portion assez étendue des hémisphères cérébraux, sans que l'intelligence soit perdue. Une portion assez restreinte de ces hémisphères suffit donc à l'exercice de l'intelligence (1).

D'un autre côté, à mesure que ce retranchement s'opère, l'intelligence s'affaiblit et s'éteint graduellement ; et, passé certaines limites, elle est tout à fait éteinte. Les hémisphères cérébraux concourent donc par tout leur ensemble à l'exercice plein et entier de l'intelligence (2).

Enfin, dès qu'une sensation est perdue, toutes le sont ; dès qu'une faculté disparaît, toutes disparaissent. Il n'y a donc pas de siéges divers pour les diverses facultés, ni pour les diverses sensations. La faculté de sentir, de juger, de vouloir une chose, réside dans le même lieu que celle d'en sentir, d'en juger, d'en vouloir une autre ; et, conséquemment, cette faculté, essen-

---

(1) Voyez mes *Recherches expérimentales sur les propriétés et les fonctions du système nerveux.*

(2) *Ibid.*

tiellement une, réside essentiellement dans un seul organe (1).

L'intelligence est donc une.

Avec Gall, il y a autant d'intelligences particulières que de facultés distinctes. Chaque faculté, selon Gall, a sa perception, sa mémoire, son jugement, sa volonté, etc., c'est-à-dire tous les attributs de l'intelligence proprement dite (2).

« Toutes les facultés intellectuelles sont douées, « dit-il, de la faculté perceptive, d'attention, de « souvenir, de mémoire, de jugement, d'imagi« nation (3). »

Ainsi donc chaque faculté perçoit, se souvient, juge, imagine, compare, crée; c'est peu, chaque faculté *raisonne.* « Toutes les fois, dit Gall, « qu'une faculté compare et juge les rapports

---

(1) Voyez mes *Recherches expérimentales sur les propriétés et les fonctions du système nerveux,* seconde édition. Paris, 1842.

(2) « De ce que je viens de dire, il résulte clairement que « la faculté aperceptive, la faculté du souvenir et la mémoire, ne « sont que des attributs communs aux facultés fondamentales... » Gall, t. IV, p. 319. « Tout ce que je viens de dire est applicable « aussi au jugement et à l'imagination, etc. » *Ibid.* p. 325. « Les « sentiments et les penchants ont aussi leur jugement, leur imagi« nation, leur souvenir et leur mémoire.... » *Ibid.,* p. 327.

(3) *Ibid.,* p. 328.

« d'idées analogues ou disparates, il y a compa-
« raison, il y a jugement : une suite de compa-
« raisons et de jugements constitue le raison-
« nement, etc. (1). »

Chaque faculté est donc une intelligence; et
Gall le dit expressément : « Il y a, dit-il, autant
« de différentes espèces d'intellect ou d'enten-
« dement qu'il y a de facultés distinctes (2). »
« Toute faculté particulière, dit-il encore, est in-
« tellect ou intelligence.... Chaque *intelligence*
« *individuelle* (le mot est clair) a son organe
« propre (3). »

Mais avec toutes ces *espèces d'intellects*, avec
toutes ces *intelligences individuelles*, que sera
l'intelligence générale et proprement dite ? Ce
sera, comme vous voudrez, ou un *attribut* de
chaque faculté (4), ou *l'expression collective*
de toutes les facultés, ou même le simple *résultat*

---

(1) Gall, t. IV, p. 327.

(2) *Ibid.*, p. 339.

(3) *Ibid.*, p. 341.

(4) « La *faculté intellectuelle* et toutes ses sous-divisions, telles
« que la perception, le souvenir, la mémoire, le jugement, l'imagi-
« nation , etc., ne sont pas des facultés fondamentales, mais seu-
« lement leurs attributs généraux. » Gall, t. IV, p. 327.

3

de leur action commune et simultanée (1); en un mot, ce ne sera plus cette faculté, positive et une, que nous entendons, que nous concevons, que nous sentons tous en nous mêmes, quand nous prononçons le mot *âme* ou *intelligence*.

Et c'est là tout l'esprit de la psychologie de Gall. A l'intelligence, faculté essentiellement une, il substitue une multitude de petites intelligences ou de facultés distinctes et isolées. Et comme ces facultés, qu'il fait jouer à son gré, qu'il multiplie autant qu'il veut (2), lui paraissent expliquer quelques phénomènes que n'explique pas bien la philosophie ordinaire, il triomphe.

Il ne voit pas qu'une explication qui n'est que de mots se prête à tout. Du temps de Malebranche, on expliquait tout avec les *esprits animaux;* Barthez expliquait tout avec son *principe vital*, etc.

« Ceci explique, dit Gall, comment le même « homme peut avoir un jugement prompt et sûr « relativement à certains objets, et être imbécile

(1) « La raison, dit Gall, est le résultat de l'action simultanée « de toutes les facultés intellectuelles. » *Ibid.*, p. 341.

(2) Gall compte vingt-sept de ces facultés; Spurzheim en compte trente-cinq ; etc.

« relativement à d'autres ; comment il peut avoir
« l'imagination la plus vive et la plus féconde pour
« tel genre d'objets, et être glacé, stérile, pour tel
« autre (1). »

« Donnez aux animaux, dit-il encore, des
« facultés fondamentales, et vous avez le chien qui
« chasse avec passion, la belette qui étrangle les
« poules avec fureur, le rossignol qui chante
« à côté de sa femelle avec passion, etc. (2). »

Eh, sans doute. Mais quelle philosophie que
celle qui croit expliquer un fait par un mot !
Vous remarquez tel penchant dans un animal,
tel goût, tel talent, dans un homme : vite, une
faculté particulière pour chacune de ces choses;
et vous croyez avoir tout fait. Vous vous trom-
pez ; votre *faculté* n'est qu'un mot ; c'est le nom
du fait, et toute la difficulté reste.

Et, d'ailleurs, vous ne parlez que des faits que
vous croyez expliquer ; vous ne parlez pas de
ceux que vous rendez inexplicables. Vous ne
dites rien de *l'unité* de l'intelligence, de *l'unité
du moi*, ou vous la niez. Mais l'unité de l'intel-

(1) *Ibid.*, p. 325.
(2) *Ibid.*, p. 330.

ligence, *l'unité du moi*, est un fait de sens intime ; et le sens intime est plus fort que toutes les philosophies.

Gall parle toujours d'observation, et lui-même était un observateur plein de finesse. Mais, à suivre l'observation, il faut la suivre jusqu'au bout, il faut accepter tout ce qu'elle donne ; et l'observation donne partout, montre partout, et par-dessus tout, l'unité de l'intelligence, *l'unité du moi.*

La philosophie de Gall ne consiste qu'à transformer en *intelligences particulières* chacun des *modes* (1) de l'intelligence proprement dite.

« On veut, disait déjà Descartes, qu'il y ait « en nous autant de facultés qu'il y a de vérités « à connaître...... Mais je ne crois point qu'on « puisse tirer aucune utilité de cette façon de « penser ; et il me semble plutôt qu'elle peut « nuire, en donnant sujet aux ignorants d'ima- « giner autant de diverses petites entités en notre « âme (2). »

(1) « Je trouve en moi, dit Descartes, *diverses facultés* de « penser, qui ont chacune leur manière particulière..., d'où je « conçois qu'elles sont distinctes de moi, comme les modes le « sont des choses. » T. I, p. 332.

(2) T. VIII, p. 169.

On pense bien que Gall, qui ne voit dans le mot intelligence qu'un mot abstrait exprimant la somme de nos facultés intellectuelles, ne voit aussi, dans le mot volonté, qu'un mot abstrait exprimant la somme de nos facultés morales.

Il avait défini la *raison* : « le résultat de l'ac- « tion simultanée de toutes les facultés intellec- « tuelles (1.); » il définit de même la *volonté* : « le « résultat de l'action simultanée des facultés intel- « lectuelles supérieures (2). » Et toujours Gall se trompe : la *raison*, la *volonté*, ne sont pas des *résultats*, ce sont des *forces*, et les *forces primi- tives* de la pensée.

Gall définit tout aussi singulièrement la *li- berté morale*, ou le *libre arbitre*.

« La liberté morale, dit-il, n'est autre chose « que la faculté d'*être déterminé* et de se détermi- « ner par des motifs (3). » Point du tout : la *li- berté* est précisément le pouvoir de se déter- miner contre tout motif. Locke définit très bien

(1) Gall, t. IV, p. 341.
(2) *Ibid.*, p. 341.
(3) T. II, p. 100.

3.

la liberté, *puissance : être déterminé*, se laisser déterminer, c'est obéir.

Gall dit encore : « La liberté illimitée suppose « que l'homme se gouverne non seulement indé- « pendamment de toute loi, mais qu'il se crée sa « propre nature (1). » Nullement : cela suppose qu'il peut choisir; et, en effet, il choisit.

Gall dit enfin : « Tout phénomène, tel que « celui d'une liberté absolue, serait un phénomène « qui aurait lieu sans cause (2). » Pourquoi sans cause? La cause est dans la force de choisir, et cette force est un fait.

Toute la doctrine de Gall est une suite d'er- reurs qui se pressent et s'accumulent. Il veut que la partie du cerveau dans laquelle siége l'intelligence se partage en plusieurs petits or- ganes, distincts les uns des autres : erreur phy- siologique; il nie l'unité de l'intelligence, il veut que la volonté, que la raison, ne soient que des résultats : erreurs psychologiques; il ne voit, dans le libre arbitre, qu'une détermination for-

(1) T. II, p. 97.
(2) Gall, t. II, p. 97.

cée (1), et par conséquent encore qu'un résultat : erreur morale.

La liberté de l'homme est une *faculté positive*, et non le simple résultat passif de la pré-
pondérance d'un *motif* sur un autre *motif*, d'un
organe sur un autre *organe* (2).

La raison, la volonté, la liberté, sont donc,
contrairement à toute la doctrine de Gall, des
facultés positives, des *forces actives*, ou, plutôt, elles sont l'intelligence même. La raison, la
volonté, la liberté, ne sont que l'intelligence qui
conçoit, qui *veut*, qui *choisit*, ou qui *déli-
bère* (3).

Le sens intime, qui se sent un, se sent libre.
Et vous remarquerez que ces deux grands faits
que donne le sens intime, savoir, l'*unité de l'intelligence* et la *puissance positive* du franc ar-

---

(1) « C'est une loi de la liberté morale, que l'homme soit tou-
« jours déterminé et qu'il se détermine par les motifs les plus nom-
« breux et les plus puissants. » T. II, p. 137.

(2) « Mais un organe peut agir avec plus d'énergie et fournir un
« motif plus puissant.... » T. II, p. 104.

(3) « Il n'y a personne qui, se regardant soi-même, ne ressente
« et n'expérimente que la volonté et la liberté ne sont qu'une même
« chose.... » Descartes, t. I, p. 496.

bitre, sont précisément les deux premiers faits que la philosophie de Gall dénie.

Et, remarquez-le bien encore, s'il est quelque chose en nous qui soit de sens intime, c'est, évidemment et par excellence, le sentiment de l'unité du *moi* ; c'est plus encore, peut-être, le sentiment de la liberté morale.

L'homme n'est une force morale que parce qu'il est une force libre. Toute philosophie qui entreprend sur la liberté de l'homme entreprend donc, sans qu'elle s'en aperçoive, sur la morale même. L'homme est donc libre ; et, comme il n'est moral que parce qu'il est libre, il semble que sa liberté soit aussi la seule puissance de son âme dont la Providence ait voulu lui dérober les bornes.

« Ce qui est ici bien remarquable, dit Descar-
« tes, est que, de toutes les choses qui sont en
« moi, il n'y en a aucune si parfaite et si grande,
« que je ne reconnaisse bien qu'elle pourrait être
« plus grande et plus parfaite. Car, par exemple,
« si je considère la faculté de concevoir, qui est
« en moi, je trouve qu'elle est d'une fort petite
« étendue, et grandement limitée... En même fa-
« çon, si j'examine la mémoire et l'imagination,

« ou quelque autre faculté qui soit en moi, je
« n'en trouve aucune qui ne soit très petite et très
« bornée… Il n'y a que la volonté seule ou la
« seule liberté du franc arbitre que j'expérimente
« en moi être si grande, que je ne conçois pas
« l'idée d'une autre plus ample et plus éten-
« due (1). »

---

(1) Descartes, t. I, p. 299. « Il nous est toujours possible de
« nous empêcher de poursuivre un bien qui nous est clairement connu,
« pourvu que nous pensions que c'est un bien de témoigner par là
« notre franc arbitre. » Descartes, t. VI, p. 133. « La grandeur
« de la liberté consiste dans le grand usage de la puissance positive
« que nous avons de suivre le pire, encore que nous connaissions le
« meilleur. » *Ibid.*, p. 135.

DE GALL.

—

DES FACULTÉS.

Toute la philosophie de Gall consiste à substituer la *multiplicité* à *l'unité*. A un cerveau, général et un (1), il substitue plusieurs petits cerveaux ; à une intelligence, générale et une,

(1) Il ne s'agit ici que du cerveau proprement dit (*lobes* ou *hémisphères cérébraux*). Le reste de l'encéphale ne sert pas à l'intelligence. Voyez le précédent article, p. 19 et suiv.

il substitue plusieurs *intelligences individuel-les* (1).

Ces prétendues *intelligences individuelles* sont les *facultés.*

Or Gall admet vingt-sept des ces facultés, chacune desquelles (puisque chacune est une intelligence propre) a sa faculté perceptive, sa mémoire, son jugement, son imagination, et le reste (2).

Il y a donc vingt-sept facultés perceptives, vingt-sept mémoires, vingt-sept jugements, vingt-sept imaginations, etc.

Car, si l'on en croit Gall, chaque attribut n'est pas moins distinct que chaque faculté. La mémoire, le jugement, l'imagination, etc., d'une faculté, ne sont pas la mémoire, le jugement, l'imagination d'une autre.

---

(1) *Intelligences individuelles :* expression de Gall. « Chaque intelligence individuelle a son organe propre. » T. IV, p. 341.

(2) Les instincts mêmes, selon Gall, ont leur mémoire, leur imagination, etc. « L'instinct de la propagation, celui de l'amour de « la progéniture, l'orgueil, la vanité, ont, sans contredit, leur « faculté perceptive, leur souvenir, leur mémoire, leur jugement, « leur imagination, leur attention propre. » T. IV, p. 331. « Les « penchants, les sentiments, ont aussi leur jugement, leur goût, « leur imagination, leur souvenir et leur mémoire. » *Ibid.*, p. 344.

— 37 —

« Le sens des nombres, dit-il, a un jugement
« pour les rapports des nombres : le sens des
« arts, un jugement pour les ouvrages de l'art ;
« mais, où la faculté fondamentale manque, le
« jugement relatif aux objets de cette faculté doit
« nécessairement manquer aussi (1). »

Il dit encore : « Il est impossible qu'un in-
« dividu ait de l'imagination et du jugement pour
« des objets pour lesquels la nature lui a refusé
« la faculté fondamentale (2). »

Ainsi donc, point de doute : il y a vingt-sept
facultés ; et, puisqu'il y a vingt-sept *facultés*,
il y a vingt-sept mémoires, vingt-sept jugements,
vingt-sept imaginations, etc.

En un mot, plus d'intelligence générale, et
vingt-sept intelligences particulières, avec trois
ou quatre fois vingt-sept attributs distincts pour
chacune : voilà toute la psychologie de Gall.

Poursuivons. Les vingt-sept facultés de Gall
sont : l'instinct de la propagation, l'amour de
la progéniture, l'instinct de la défense de soi-
même, l'instinct carnassier, le sentiment de la

(1) Gall, t. IV, p. 325.
(2) *Ibid.*

4

propriété, l'amitié, la ruse, l'orgueil, la vanité, la
circonspection, la mémoire des choses, la mémoire des mots, le sens des localités, le sens des
personnes, le sens du langage, le sens des rapports des couleurs, le sens des rapports des sons, le
sens des rapports des nombres, le sens de la mécanique, la sagacité comparative, l'esprit métaphysique, l'esprit caustique, le talent poétique, la
bienveillance, la mimique, le sens de la religion,
la fermeté.

Gall dit que ces facultés sont innées (1); et
cette assertion ne sera sûrement pas contestée.

Locke, qui a si fortement combattu les idées
innées, n'a jamais nié *l'innéité* de nos facultés.
Il les pose toujours comme *naturelles*, c'est-à-
dire *innées* (2).

Condillac lui-même qui reproche à Locke
d'avoir regardé les facultés de l'âme *comme quel-*

(1) Voyez surtout le t. II, à la p. 5.
(2) « Si j'avais affaire, dit-il, à des lecteurs dégagés de tout
« préjugé, je n'aurais, pour les convaincre de cette supposition (la
« supposition des idées innées), qu'à leur montrer que les hommes
« peuvent acquérir toutes les connaissances qu'ils ont par le simple
« usage de leurs *facultés naturelles* » *Essai philosophique sur*
l'entendement humain, liv. I, chap. I.

que chose d'inné, Condillac, lorsqu'il fait ce reproche à Locke, confond les *facultés de l'âme* avec les *opérations de l'âme* (1).

Or, ce qui est très vrai des *opérations de l'âme* ne l'est pas de ses *facultés*. Toutes les facultés de l'âme sont innées et contemporaines, car elles ne sont toutes que des modes de l'âme, car elles ne sont toutes que l'âme même considérée sous divers aspects. Mais les opérations de l'âme se succèdent et se génèrent. Pour qu'il y ait mémoire, il faut qu'il y ait eu perception ; pour qu'il y ait jugement, il faut qu'il y ait souvenir ; pour qu'il y ait volonté, il faut qu'il y ait eu jugement, etc.

Après avoir dit que les facultés sont *innées*, Gall dit qu'elles sont *indépendantes* (2).

Et si, par *indépendant*, il entend *distinct*, rien encore de moins contestable.

---

(1) « Locke se contente, dit-il, de reconnaître que l'âme aperçoit, « doute, croit, raisonne, connaît, veut, réfléchit ; que nous sommes « convaincus de l'existence de ces *opérations....* ; mais il paraît les « avoir regardées comme quelque chose d'inné. » Il avait dit, quelques phrases plus haut : « Nous verrons que *toutes les facultés de* « *l'âme* lui ont paru des qualités innées » *Traité des sensations* (Extrait raisonné).

(2) Voyez surtout le t. III, à la p. 81.

Mais si, par ce mot *indépendant*, il entend (comme il l'entend en effet) que chaque faculté est une intelligence propre, la question change et la difficulté commence.

Car, si chaque faculté est une intelligence propre, il y a donc autant d'intelligences que de facultés ; l'intelligence n'est donc pas une ; le moi n'est donc pas un. Je sais bien que cela même est précisément ce que veut Gall : il le dit et le redit partout dans son livre ; il le dit, mais il ne le prouve pas. Eh! comment le prouverait-il ? Prouve-t-on contre le sens intime?

« Je remarque ici premièrement, dit Descar-
« tes, qu'il y a une grande différence entre l'es-
« prit et le corps, en ce que le corps, de sa na-
« ture, est toujours divisible, et que l'esprit est
« entièrement indivisible. Car, en effet, quand
« je le considère, c'est-à-dire que je me considère
« moi-même, en tant seulement que je suis une
« chose qui pense, je ne puis distinguer en moi
« aucunes parties, mais je connais et conçois fort
« clairement que je suis une chose absolument
« une et entière (1). »

(1) T. I, p. 343.

Gall renverse la philosophie ordinaire ; et , chose qu'il faut bien finir par faire remarquer, sa philosophie, qu'il croit si neuve (1), n'est, à la lettre, que ce renversement même. Dans la philosophie ordinaire il y a une intelligence générale et une, et des facultés qui ne sont que des modes de cette intelligence. Selon Gall , il y a autant d'intelligences particulières que de facultés , et l'intelligence générale n'est plus qu'un mode, qu'un attribut de chaque faculté. Il le dit en termes exprès :

« La faculté intellectuelle, dit-il, et toutes ses « sous - divisions , telles que la perception , le « souvenir, la mémoire , le jugement, l'imagina- « tion , ne sont pas des facultés fondamentales , « mais seulement leurs attributs généraux (2). »

Gall renverse la philosophie ordinaire, et puis il veut que toutes les conséquences de la philosophie ordinaire subsistent.

Il supprime le *moi*, et il veut qu'il y ait une

(1) « A présent , dit-il , je puis me flatter que le lecteur sera « suffisamment préparé pour une toute nouvelle philosophie , qui « découle immédiatement des forces fondamentales. » T. III, p. XI.
(2) T. IV . p. 327,

4.

âme. Il supprime le *libre arbitre*, et il veut qu'il
y ait une morale. Il ne fait de l'idée de Dieu
qu'une idée relative et conditionnelle, et il veut
qu'il puisse y avoir une religion.

Il supprime le moi. Car le moi est l'âme ; l'âme
est l'intelligence générale et une ; et, s'il n'y a plus
d'intelligence générale, il n'y a donc plus d'âme.

Il n'y a de réel et de positif, selon Gall, que
les *facultés*.

Aussi ces *facultés* seules ont-elles des organes.
« Aucun de mes devanciers, dit-il, n'a connu
« ces forces qui seules sont les fonctions d'or-
« ganes cérébraux particuliers. (1). »

Par la raison contraire, ni la volonté, ni la
raison, ni l'entendement n'ont d'organes. Car ce
ne sont pas des forces ; ce ne sont que des noms
collectifs, des mots.

« Ces observations suffiront, dit Gall, pour
« faire comprendre au lecteur qu'il ne peut pas
« exister d'organe particulier de la volonté ou
« du libre arbitre (2). »

(1) T. IV, p. 319.
(2) *Ibid.* p. 341.

Il ajoute : « Il peut exister tout aussi peu un
« organe particulier de la raison (1). »

Il dit enfin : « Il résulte encore de tout ce
« que je viens de dire qu'un organe de l'intellect
« ou de l'entendement est tout aussi inadmissible
« qu'un organe de l'instinct (2). »

Il n'y a donc que les facultés. Et ces facultés
sont, selon Gall, si distinctes, qu'il donne à
chacune un cerveau particulier, un organe à
part (3). Il divise l'intelligence par petites intelligences.

Descartes avait dit : « Nous ne concevons au-
« cun corps que comme divisible, au lieu que
« l'esprit ou l'âme de l'homme ne se peut con-
« cevoir que comme indivisible; car, en effet,
« nous ne saurions concevoir la moitié d'aucune
« âme (4).» Gall n'en tient compte : il fait des moi-
tiés d'âme. Il retranche, il ajoute des facultés comme il lui convient. Des limites matérielles séparent
ces facultés. Il va jusqu'à dire que telle ou telle

(1) *Ibid.*
(2) *Ibid.* p. 339.
3) « Chaque intelligence individuelle a son organe propre. »
T. IV, p. 341.
(4) T. I, p. 230.

faculté agit plus ou moins facilement sur telle ou telle autre, selon que le siège de l'une est plus ou moins voisin du siège de l'autre.

« Comme l'organe des arts, dit-il, est placé « loin de l'organe du sens des couleurs, cette « circonstance explique pourquoi les peintres « d'histoire ont été rarement coloristes (1). »

Ainsi les facultés seules sont des forces; ces forces seules ont des organes, et ces organes qui les séparent, les séparent assez pour que, dans certains cas, telle ou telle faculté donnée ne puisse plus agir sur telle ou telle autre. Il n'y a donc plus d'unité, plus de faculté une, plus d'intelligence une; et, s'il n'y a plus d'intelligence une, il n'y a plus de moi; et, s'il n'y a plus de moi, il n'y a plus d'âme.

Gall détruit de même le libre arbitre. La volonté, la liberté, la raison, ne sont pour lui, comme je l'ai déjà dit (2), que des *résultats*.

« Afin, dit-il, que l'homme ne se borne pas « à désirer, pour qu'il veuille, il faut le concours « de plusieurs facultés supérieures. Il faut que

(1) T. IV, p. 105.
(2) Voyez le précédent article

« les motifs soient pesés, comparés et jugés. La
« décision résultant de cette opération s'appelle
« la volonté (1). »

« La raison, dit-il encore, suppose une action
« concertée des facultés supérieures. C'est le ju-
« gement prononcé par les facultés intellectuelles
« supérieures (2). »

Ainsi la volonté n'est qu'une *décision*; la raison n'est qu'un *jugement*. Les facultés *se concer-
tent*. Singulière philosophie qui substitue partout les fictions du langage aux faits du sens intime, et qui se paie de ces fictions!

Ou le libre arbitre est une force, ou il n'est
rien. Gall veut que le libre arbitre ne soit qu'un
résultat; Gall détruit donc le libre arbitre.

Il ne fait enfin de l'idée de Dieu qu'une idée
relative et conditionnelle. Car il suppose que
cette idée vient d'un organe particulier, et il
suppose que cet organe peut manquer.

« On ne peut douter, dit Gall, que l'espèce

(1) T. IV, p. 340. « De toutes ces facultés résulte enfin la
décision. C'est cette décision... qui est proprement la volonté et le
vouloir. » T. II, p. 105.
(2) T. IV, p. 341.

« humaine ne soit douée d'un organe au moyen
« duquel elle reconnaît et admire l'auteur de
« l'univers (1). »

« Il existe un Dieu, dit-il encore, parce qu'il
« existe un organe pour le connaître et pour
« l'adorer (2). »

Mais il ajoute : « Le climat et d'autres cir-
« constances peuvent entraver le développement
« de la partie cérébrale au moyen de laquelle
« le créateur a voulu se révéler au genre
« humain (3). »

Il ajoute encore : « S'il existait un peuple dont
« l'organisation fût tout-à-fait défectueuse sous
« ce rapport, il serait aussi peu susceptible d'idée
« et de sentiment religieux que tout autre ani-
« mal (4). »

Il ajoute enfin · « Il n'y a point de Dieu pour
« les êtres dont l'organisation n'est pas orginelle-
« ment empreinte de facultés déterminées (5). »

Comment! si je n'ai pas un petit organe par-

(1) T. IV, p. 269.
(2) *Ibid.* p. 271.
(3) *Ibid.* p. 252.
(4) *Ibid.*
(5) T. IV, p. 10.

ticulier (si je ne l'ai pas, car il peut manquer),
je ne sentirai pas qu'il y a un Dieu? Eh! comment puis-je être une intelligence qui se sente,
sans sentir Dieu? Je ne sens pas plus fortement
que je suis que je ne sens que Dieu est. « Cette
« idée (l'idée de Dieu), dit Descartes, est née et
« produite avec moi, ainsi que l'est l'idée de
« moi-même (1). »

Mon intelligence qui se sent, et se sent effet,
sent nécessairement la cause intelligente qui l'a
produite. « C'est une chose très évidente, dit
« encore Descartes, qu'il doit y avoir, pour le
« moins, autant de réalité dans la cause que
« dans son effet; et, partant, puisque je suis une
« chose qui pense..., quelle que soit enfin la
« cause de mon être, il faut nécessairement avouer
« qu'elle est aussi une chose qui pense (2). »

Je n'ai considéré, jusqu'ici, la doctrine de
Gall que sous le rapport spéculatif. Que serait-ce
si je la considérais sous le rapport pratique?

(1) T. I, p. 290.
(2) T. 1, p. 287.

Diderot, dans un de ses bons moments, a écrit cette phrase bien remarquable : « La ruine de « la liberté renverse avec elle tout ordre et toute « police, confond le vice et la vertu, autorise toute « infamie monstrueuse, éteint toute pudeur et « tout remords, dégrade et défigure sans res- « source tout le genre humain (1). »

Rien n'étonne un phrénologiste.

« Imaginons, dit Gall, une femme dans la- « quelle l'amour de la progéniture soit peu dé- « veloppé...... Si malheureusement l'organe du « meurtre est développé en elle, faudra-t-il « s'étonner que, de sa main, etc. (2)? »

L'organisation explique tout.

« Ces derniers faits nous montrent, dit Gall, « que ce penchant détestable (il s'agit du pen- « chant au meurtre) a sa source dans un vice de « l'organisation (3). »

« Que ces hommes si glorieux, dit encore « Gall, qui font égorger les nations par milliers, « sachent qu'ils n'agissent point de leur propre

(1) Article *Liberté*, *Diction. encyclop.*
(2) T. III, p. 155.
(3) *Ibid.* p. 213.

« chef, que c'est la nature qui a placé dans leur
« cœur la rage de la destruction (1). »

Eh non ! ce n'est pas là ce qu'il faut *qu'ils sachent*, car, grâce à Dieu, cela n'est pas. Ce qu'il
faut qu'ils sachent , ce qu'il faut leur dire, c'est
que, si la Providence a laissé à l'homme la possibilité de faire le mal , elle lui a donné aussi la
force de faire le bien. Ce qu'il faut que l'homme
sache , ce qu'il faut lui dire , c'est qu'il a une
force libre ; c'est que cette force ne doit point
fléchir ; et que l'être en qui elle fléchit , sous
quelque philosophie qu'il s'abrite , est un être
qui se dégrade.

Sous le nom de *facultés fondamentales* , Gall
mêle tout : les passions, les instincts, les facultés
intellectuelles. Ces *facultés* , qui sont la base de
toute sa philosophie, il ne sait pas même comment les nommer. Il les nomme *instincts* (2),
penchants, sens, mémoires, etc Il y a la *mémoire*

(1) *Ibid.* p. 249.
(2) « Le nom d'instinct convient, dit-il, à toutes les forces fon-
« damentales. » T. IV, p. 334. Et il ne s'aperçoit pas que tout est
opposé entre les *instincts* et l'*intelligence*. — Voyez, sur cette opposition entre les *instincts* et l'*intelligence* , mon *Résumé analytique des Observations de F. Cuvier sur l'instinct et l'intelligence
des animaux*. Paris, 1841.

ou le *sens des choses*, la *mémoire* ou le *sens des personnes*, etc. Il confond l'instinct qui porte certains animaux à vivre sur les lieux élevés avec l'orgueil, sentiment moral de l'homme (1); l'instinct carnassier avec le courage (2); il croit que la conscience (la conscience qui est l'âme même qui se juge) n'est qu'une modification d'un sens particulier, du sens de la bienveillance (3), etc.

L'hésitation de son esprit se montre partout.

(1) Il est vrai que ce rapprochement l'étonne. « La prédilection « des animaux pour les hauteurs au physique dépendra, dit-il, des « mêmes parties que l'orgueil, sentiment moral de l'homme! « Que le lecteur s'imagine l'étonnement où me mit un semblable « phénomène..... » T. III, p. 311.

(2) « Coexistant avec l'amour des combats, il constitue (l'*ins-« tinct carnassier*) le guerrier intrépide. » T. III, p. 258. « Je con-« nais une tête qui, quant à l'organe du meurtre, se rapproche « de celle de Madeleine Albert et de la Bouhours, seulement la « nature l'a exécutée sur une plus grande échelle. Voir souffrir « est pour cet homme la plus grande jouissance; qui n'aime pas le « sang est méprisable à ses yeux......... » T. III, p. 259. La plume se refuse à transcrire de pareilles choses, qui, fort heureusement, ne sont que de pures extravagances.

(3) « Il résulte de mes réflexions que la conscience n'est autre « chose qu'une modification, une affection du sens moral. » T. IV, p. 210. « Il suit, de tout ce que je viens de dire sur la conscience, « qu'elle ne peut nullement être considérée comme une qualité « fondamentale, qu'elle n'est réellement qu'une affection du sens « moral ou de la bienveillance. » T. IV, p. 217.

« Je laisse au lecteur, dit-il, le soin de dé-
« cider s'il faut appeler la qualité fondamentale,
« à laquelle ce penchant se rapporte, sens de
« l'élévation, estime de soi-même (1), etc. »

« A proprement parler, dit-il encore, la *fer-*
« *meté* n'est ni un penchant, ni une faculté ; c'est
« une *manière d'être* qui donne à l'homme une
« empreinte particulière que l'on appelle le ca-
« ractère (2). »

Enfin, il écrit cette phrase, la plus curieuse
peut-être de toutes celles qu'il a écrites, car
elle met bien dans tout son jour le peu de confiance que lui inspire sa propre psychologie.

« Si nous sommes matérialistes, dit-il,
« parce que nous n'admettons pas une fa-
« culté unique de l'âme, et que nous recon-
« naissons plusieurs facultés primitives, nous
« demandons si la division ordinaire des fa-
« cultés de l'âme en entendement, volonté,
« attention, mémoire, jugement, imagination,
« en affections et en passions, n'exprime qu'une
« faculté primitive et unique. Si l'on dit que

(1) T. III, p. 321.
(2) T. IV, p. 272.

« toutes ces facultés ne sont que des modifi-
« cations d'une seule et même faculté, qui nous
« empêchera d'avancer la même chose des fa-
« cultés que nous admettons (1) ? »

Rien ne vous en empêche, sans doute. Ou plutôt tout vous y contraint. Il y a donc une faculté une dont toutes les autres facultés ne sont
que des modes. Vous revenez donc à la philosophie ordinaire, et par conséquent vous n'avez
plus de philosophie propre.

Le problème que s'est proposé Gall est tout
à la fois physiologique, psychologique et anatomique.

On a vu, dans un premier article, la *physiologie* de Gall, et l'on a vu qu'elle est formelle-
ment démentie par l'expérience directe ; on vient
de voir, dans celui-ci, sa *psychologie*, et l'on
voit qu'elle est démentie par le sens intime.
Il ne reste donc plus qu'à examiner son *anatomie*.

(1) T. II, p. 287.

III.

DE GALL.

—

DES ORGANES.

L'anatomie de Gall est, de sa doctrine, la partie dont on a le plus parlé, et la partie la moins connue.

En 1808, Gall lut à la première classe de l'Institut un mémoire sur l'anatomie du cerveau (1);

(1) *Recherches sur le système nerveux en général et sur celui du cerveau en particulier ; mémoire présenté à l'Institut de France, le 14 mars 1808; suivi d'Observations sur le rapport qui en a été fait à cette compagnie par ses commissaires,* par F.-J. Gall et G. Spurzheim. Paris, 1809.

M. Cuvier fit un rapport sur ce mémoire.
Mais, ni dans ce mémoire, ni dans ce rapport,
vous ne trouverez un mot de *l'anatomie spéciale,*
de *l'anatomie secrète,* de ce qu'on pourrait appeler *l'anatomie de la doctrine,* ou, en d'autres
termes, et, comme on dirait aujourd'hui, de
l'anatomie phrénologique.

L'anatomie du mémoire de Gall n'est qu'une
anatomie très ordinaire. Gall veut que les nerfs
cérébraux remontent tous, sans exception, de la
moelle alongée vers l'encéphale; il veut que la
matière grise produise la *matière blanche;* il
divise les fibres du cerveau en *divergentes* et
convergentes; il suppose que chaque circonvolution de cet organe, au lieu d'être une masse
pleine et solide, comme on le croit généralement,
n'est qu'un *pli* (1) des fibres nerveuses ou médullaires, etc., etc.

Telles sont les questions discutées par Gall;
et l'on voit assez que, quelque parti qu'on
prenne sur ces questions, sa doctrine ne saurait
assurément ni rien y gagner, ni rien y perdre.

(1) « La membrane nerveuse du cerveau forme ces plis que l'on
« appelle les circonvolutions. » *Anatomie et physiologie du système
nerveux,* etc., t. III, p. 82.

Que tel ou tel nerf *remonte* ou *descende;* que la *matière blanche* soit produite par la *matière grise,* ou, ce qui est pour le moins tout aussi probable, qu'il n'en soit rien; que telle ou telle fibre du cerveau *sorte* ou *rentre, diverge* ou *converge, etc., etc.,* la doctrine de la *pluralité des cerveaux,* la doctrine des *intelligences individuelles* n'en sera très évidemment ni plus ni moins certaine, ni plus ni moins douteuse (1).

« Il est essentiel de répéter, disait déjà M. Cu-
« vier dans son rapport, il est essentiel de ré-
« péter, ne fût-ce que pour l'instruction du
« public, que les questions anatomiques dont
« nous venons de nous occuper n'ont point
« de liaison immédiate et nécessaire avec la
« doctrine physiologique enseignée par M. Gall
« sur les fonctions et sur le volume relatif des
« diverses parties du cerveau, et que tout ce que
« nous avons examiné touchant la structure de

(1) Spurzheim dit avec raison : « Que la direction des fibres soit
« connue, qu'on sache que leur consistance est plus ou moins
« grande, leur couleur plus ou moins blanche, leur longueur ou
« grosseur plus ou moins considérables, etc. : qu'en peut-on con-
« clure sur leurs fonctions? Rien du tout. » *Observations sur la
phrénologie, ou la connaissance de l'homme moral et intellectuel
fondée sur les fonctions du système nerveux,* p. 83. Paris, 1818.

« l'encéphale pourrait également être vrai ou
« faux, sans qu'il y eût la moindre chose à en
« conclure pour ou contre cette doctrine (1).»

Il ne faut pas se méprendre sur le vrai point
de la question. La doctrine de Gall veut une
chose, et n'en veut qu'une, savoir, la *pluralité
des intelligences et des cerveaux* (2). C'est là ce
qui la constitue *doctrine spéciale et propre*,
c'est-à-dire différente de la *doctrine générale*,
laquelle n'admet qu'une seule intelligence et
qu'un seul cerveau. Tout ce qui tend à prouver
la *pluralité des intelligences et des cerveaux*
importe donc à la doctrine de Gall, et tout ce
qui ne tend pas à prouver la *pluralité des intelligences et des cerveaux* est étranger à cette
doctrine.

Il y a donc, dans Gall, deux anatomies très

(1) *Rapport sur un mémoire de MM. Gall et Spurzheim, relatif
à l'anatomie du cerveau*, séances des 25 avril et 2 mai 1808.

(2) « La détermination des forces fondamentales et du siége de
« leurs organes est ce qu'il y a de plus nouveau et de plus frappant
« dans mes découvertes. La connaissance des facultés et des qua-
« lités primitives, et du siége de leurs conditions matérielles,
« constitue précisément la physiologie du cerveau. » Gall, *Anatomie et physiologie du système nerveux*, etc. T. III, p. IV.

.rfstinctes : une *anatomie générale*, laquelle ne tient point à sa doctrine, et une *anatomie particulière*, laquelle, supposée vraie, ferait la base même de sa doctrine.

Or, on a beaucoup parlé de *l'anatomie générale* de Gall ; mais, pour son *anatomie particulière*, je ne vois personne qui en ait parlé. Gall lui-même en parle le moins possible. Ailleurs il dit très nettement et très positivement sa pensée; ici on est réduit à la deviner.

Lorsque, dans sa *psychologie*, Gall substitue les *facultés* à l'intelligence, il définit ces *facultés*. Il les définit, comme nous avons vu, des *intelligences individuelles*. D'où vient donc que, dans son anatomie, lorsqu'il substitue au cerveau les *organes du cerveau*, il ne définit pas ces *organes?* Chose étrange! toute la doctrine de Gall, toute la *phrénologie* repose sur les *organes du cerveau*, car sans organes cérébraux distincts point de facultés indépendantes, et sans facultés indépendantes point de *phrénologie*, et Gall ne dit pas, et nul phrénologiste ne dit après lui, ce que c'est qu'un *organe cérébral*.

La vérité est que Gall n'a jamais eu d'opinion

arrêtée sur ce qu'il nomme les *organes du cerveau*. Il n'a pas vu ces *organes;* il les imagine pour ses *facultés*. Il fait comme ont fait tant d'autres. Il commence par imaginer une hypothèse, et puis il imagine une anatomie pour son hypothèse.

Quand on croyait aux *esprits animaux*, le cerveau se composait de *tuyaux*, de *tubes*, pour conduire ces *esprits*.

« La substance corticale qui se trouve dans les « hémisphères du cerveau , dit Pourfour du « Petit, fournit toute la partie médullaire, qui « n'est qu'un amas d'un nombre infini de « tuyaux (1).»

« Les petites artères de l'écorce du cerveau , « dit Haller , transmettent une liqueur spiri- « tueuse dans les tubes médullaires et ner- « veux (2). »

Evidemment , les *organes* de Gall n'existent pas plus que les *tuyaux* de Pourfour du Petit ou les *tubes* de Haller. Ce sont deux structures imaginées pour deux hypothèses.

---

(1) *Lettre d'un médecin des hôpitaux du roi.* Namur, 1710.
(2) *Elém. physiol.*, t. IV, p. 384.

Je cherche l'idée première, l'idée secrète qui a conduit Gall à sa doctrine de la *pluralité des intelligences*, et je la trouve dans l'analogie qu'il suppose entre les fonctions des sens et les facultés de l'âme.

Il voit les fonctions des sens constituer des fonctions distinctes, et il veut que les facultés de l'âme soient également distinctes; il voit chaque sens particulier avoir un organe à part, et il veut que chaque faculté de l'âme ait son organe propre (1); en un mot, il voit l'homme extérieur, et il fait *l'homme intérieur* à l'image de l'homme extérieur.

Selon Gall, tout, entre l'organe d'un sens et l'organe d'une faculté, entre une faculté et un sens, est semblable. Une faculté est un sens. Il dit la *mémoire* ou le *sens des choses*, la *mémoire* ou le *sens des personnes*, la *mémoire* ou le *sens des nombres*; il dit le *sens du langage*, le *sens de la mécanique*, le *sens des rapports des couleurs*, etc., etc.

---

(1) « Mais, si l'on suppose que chaque faculté fondamentale est, « ainsi que chaque sens particulier, dépendante d'une partie céré- « brale particulière, etc. » Gall, *Anat. et physiol. du syst. nerv.*, etc., t. II, p. 392.

« Comme il faut admettre, dit-il, cinq sens
« extérieurs différents, puisque leurs fonctions
« sont essentiellement différentes,.... de même il
« faut enfin se résoudre à reconnaître les diver-
« ses facultés et les divers penchants comme des
« forces morales et intellectuelles essentiellement
« différentes, et affectées également à des appa-
« reils organiques particuliers et indépendants
« les uns des autres (1).»

« Qui oserait dire, ajoute-t-il, que la vue,
« l'ouïe, le goût, l'odorat, le tact, sont de sim-
« ples modifications de facultés? Qui oserait les
« faire dériver d'une seule et même source, d'un
« seul et même organe? De même, les vingt-sept
« qualités et facultés que je reconnais comme
« forces fondamentales ou primitives...... ne
« peuvent être regardées comme les simples mo-
« difications d'une faculté quelconque (2). »

D'une part, Gall donne aux *facultés* toute
l'indépendance des *sens*; et, de l'autre, il donne
aux *sens* tous les attributs des *facultés*.

«Voilà, dit-il, des raisons nouvelles pourquoi

(1) T. IV, p. 9.
(2) *Ibid.*

« j'ai toujours soutenu dans mes leçons publi-
« ques, quoique ces assertions soient en oppo-
« sition avec les idées reçues des philosophes,
« que chaque organe des sens a ses fonctions
« absolument à lui ; que chacun de ces organes
« a sa propre faculté de recevoir et même de
« percevoir les impressions, sa propre con-
« science, sa propre faculté de réminiscence (1). »

Gall ne prévoyait pas qu'une expérience de
physiologie, et une expérience très sûre, démon-
trerait un jour que le sens *reçoit* l'impression et
ne la *perçoit* pas, et qu'il n'a par conséquent
ni *conscience,* ni *réminiscence, etc.*

Quand on enlève les *lobes* ou *hémisphères cérébraux* (2) à un animal, l'animal perd sur-le-
champ la vue.

Et cependant, par rapport à l'œil, rien n'est
changé : les objets continuent à se peindre sur
la rétine, l'iris reste contractile, le nerf optique
excitable. La rétine reste sensible à la lumière,
car l'iris se ferme ou s'ouvre selon que la lumière
est plus ou moins vive.

(1) T. II, p. 234.
(2) *Le cerveau proprement dit.*

6

Rien n'est changé par rapport à l'œil et l'animal ne voit pas! Ce n'est donc pas l'œil qui *perçoit*, ce n'est pas l'œil qui *voit*.

L'œil ne voit pas, c'est l'intelligence qui voit par l'œil (1).

Lorsque Gall conclut de l'indépendance des sens externes à l'indépendance des facultés de l'âme, il confond, pour le sens même, deux choses profondément distinctes : l'impression et la perception. L'impression est multiple, la perception est une.

Quand on enlève les *lobes* ou *hémisphères cérébraux* à un animal, l'animal perd sur-le-champ toute perception ; il ne voit plus, il n'entend plus, etc. (2) ; et cependant tous les organes des sens, l'œil, l'oreille, etc., subsistent, toutes les impressions se font.

Le principe qui perçoit est donc un. Perdu pour un sens, il est perdu pour tous. Et, s'il est un pour les sens externes, comment ne serait-il pas un pour les facultés de l'âme?

Gall ne suppose donc plusieurs principes pour

(1) Voy. mes *Recherches expérimentales sur les propriétés et les fonctions du système nerveux*, 2ᵉ édit., 1842.

(2) Voy. mes *Recher. expérim.*, etc.

les facultés de l'âme que parce qu'il suppose plusieurs principes pour les perceptions ; et il ne
suppose plusieurs principes pour les perceptions
que parce qu'il confond les impressions avec les
perceptions. Toute sa psychologie naît d'une
méprise ; et toute son anatomie n'est faite que
pour sa psychologie.

En psychologie, il veut prouver que les facultés de l'âme ne sont que des *sens internes* ;
en anatomie, il veut prouver que les organes des
facultés de l'âme ne font que répéter et repro-
duire les organes des *sens externes*.

Or, *l'organe*, c'est-à-dire, sous le point de vue
qui nous occupe ici, le *nerf* d'un *sens externe*
n'est qu'un *faisceau de fibres nerveuses*. Le
cerveau ne sera donc, pour Gall, qu'un ensemble de *faisceaux de fibres* (1).

Origine, développement, structure, mode de
terminaison, entre les organes des facultés de
l'âme et les organes des sens externes, tout,
selon Gall, est semblable, tout est commun.

(1) Voyez, à la fin de cet ouvrage, la première *Note* sur l'anatomie
de Gall.

Et pourtant la première difficulté toujours
reste.

Quand je dis un *organe des sens*, j'entends un
appareil nerveux très déterminé. Mais, quand
je dis un *organe du cerveau*, en est-il de même?
Cet *organe du cerveau*, qu'est-ce? Est-ce
un faisceau de fibres? Est-ce *chaque fibre
en particulier*? Mais, si c'est un *faisceau
de fibres*, il y en aura trop peu, car il n'y en a
pas vingt-sept, et il en faut vingt-sept puisqu'il
y a vingt-sept facultés. Et, si c'est *chaque fibre
en particulier*, il y en aura trop, et beaucoup
trop, car il n'y a que vingt-sept facultés. Comment donc faire? Il faut faire comme Gall : dire
tantôt que c'est un *faisceau de fibres*, et tantôt
que c'est *chaque fibre en particulier*.

Il dit dans un endroit : « Le cerveau consis-
« tant en plusieurs divisions dont les fonctions
« sont totalement différentes, il existe plusieurs
« faisceaux primitifs qui, par leur développe-
« ment, contribuent à le produire. Nous ran-
« geons parmi ces faisceaux les pyramides anté-
« rieures et postérieures, les faisceaux qui
« sortent immédiatement des corps olivaires,

« et encore quelques autres qui sont cachés
« dans l'intérieur du grand renflement (1). »

Et encore quelques autres, soit ; mais ce ne
sera jamais vingt-sept.

Il dit ailleurs : « Un développement plus
« étendu de la même conjecture disposerait ap-
« paremment le lecteur à considérer chaque fi-
« brille nerveuse, soit dans les nerfs, soit dans
« le cerveau, comme un petit organe parti-
« culier (2). »

Et ceci n'est pas encore tout. Il faut, pour la
doctrine de Gall, que l'anatomie du cerveau se
lie à la *cranioscopie.* Aussi Gall a-t-il grand soin
de placer tous ses organes à la surface du cerveau.

« La possibilité de la solution qui nous occupe,
« suppose, dit-il, que les organes de l'âme sont

(1) T. I, p. 271. Spurzheim s'explique de même. « Les organes
« des facultés intérieures sont aussi séparés que les faisceaux des
« nerfs des cinq sens. » *Observations sur la phrénologie, etc.*,
p. 74. « On trouve que le cerveau est composé de plusieurs fais-
« ceaux qui doivent avoir leurs fonctions. » *Ibid.* p. 94. « Les or-
« ganes..... se composent des faisceaux divergents, des circonvo-
« lutions et de l'appareil d'union. » *Ibid.*

(2) T. IV, p. 8. « Bonnet croit, et il est probable, que chaque
« fibre nerveuse a son action propre.......... » *Ibid.*

« situés à la surface du cerveau (1). » Et , en
effet , s'ils n'étaient pas situés à la surface du
cerveau, comment le crâne pourrait-il en porter
l'empreinte? Et que deviendrait la *cranioscopie ?*

La *cranioscopie* n'a rien à craindre. Gall y a
pourvu ; tous les *organes du cerveau* sont placés
à la surface du cerveau ; et Gall ajoute avec très
grande raison : « Ceci explique le rapport ou la
« correspondance qui existe entre la craniologie
« et la doctrine des fonctions du cerveau (phy-
« siologie cérébrale) , but unique de mes re-
« cherches (2). »

Mais enfin, les prétendus *organes du cerveau*
sont–ils situés réellement à la *surface du cerveau*,
comme le veut Gall? En termes positifs, la surface du cerveau est-elle la seule partie active de
cet organe? Voici une expérience de physiologie
qui fait voir combien Gall se trompe.

On peut enlever à un animal, soit par devant,
soit par derrière, soit par côté, soit par en haut,

(1) T. III, p. 2.
(2) T. III, p. 4.

une portion assez étendue de son cerveau, sans qu'il perde aucune de ses facultés (1).

L'animal peut donc perdre tout ce que Gall appelle la *surface du cerveau*, sans perdre aucune de ses facultés. Ce n'est donc pas à la *surface du cerveau* que se trouvent les organes de ces facultés.

Et l'anatomie comparée n'est pas moins opposée à Gall que l'expérience directe. Je ne le suivrai point ici dans le détail de ses localisations. Comment ces localisations pourraient-elles avoir un sens? Gall ne sait pas même si un organe est un *faisceau de fibres* ou une *fibre* (2).

Il place, par exemple, ce qu'il appelle *l'instinct de la propagation* dans le cervelet, ce qu'il appelle *l'instinct de l'amour de la progéniture* dans les lobes postérieurs du cerveau; et il regarde ces deux localisations comme les plus sûres de son livre.

(1) Voy. mes *Recherches expérimentales sur les propriétés et les fonctions du système nerveux*, 2ᵉ édit., 1842. Voy. aussi le premier article de l'ouvrage actuel.

(2) Il faut pourtant bien que ce soit l'un ou l'autre; car il faut que ce soit quelque chose. Serait-ce une circonvolution? Mais il n'y a pas vingt-sept circonvolutions, etc., etc.

« Je désirerais, dit-il, que tous les jeunes
« naturalistes commençassent leurs recherches
« par ces deux organes. L'un et l'autre sont fa-
« ciles à reconnaître, etc. (1). »

Quoi! le cervelet, si différent, par sa structure, du *grand cerveau*, le cervelet sera un organe de l'instinct comme le cerveau (2)! Et,
de plus, il ne sera l'organe que d'un seul instinct,
tandis que le cerveau en aura vingt-six!

Le cervelet, je l'ai déjà dit, est le siége du
principe qui règle les mouvements de locomotion (3), et n'est le siége d'aucun instinct.

Gall place *l'amour de la progéniture* dans les
lobes postérieurs du cerveau (4). *L'amour de la
progéniture*, surtout *l'amour maternel*, se trouve
partout dans les animaux supérieurs; il se trouve

(1) T. II, p. 163.
(2) Gall confond, comme nous avons vu, l'intelligence avec les
instincts. Il partage littéralement l'intelligence en plusieurs instincts,
et puis il fait de chaque instinct une faculté intellectuelle. Voyez le
deuxième article de cet ouvrage. « La dénomination d'instinct con-
« vient, dit-il, à toutes les facultés fondamentales. » T. IV, p. 334.
(3) Voy. mes *Recherches expérimentales sur les propriétés et les
fonctions du système nerveux*, 2ᵉ édit., 1842.
(4) « L'organe de la philogéniture, ou les dernières circonvolu-
« tions des lobes cérébraux.... » Spurzheim, *Observations sur la
phrénologie, etc.*, p. 117.

dans tous les mammifères, dans tous les oiseaux (1).
Les lobes postérieurs du cerveau se trouveront
donc aussi partout dans ces animaux ? Point
du tout : les lobes postérieurs manquent à la
plupart des mammifères ; ils manquent à tous
les oiseaux.

Gall place dans les parties postérieures du
cerveau les *facultés* communes à l'homme et
aux animaux ; il place dans les parties antérieures les *facultés* (2) propres à l'homme. D'après
cela, les parties les plus persistantes du cerveau
seront les parties postérieures ; les moins persistantes seront les antérieures. C'est l'inverse qui
a lieu. Ce qui manque le plus tôt, ce sont les
parties postérieures ; ce qui persiste le plus longtemps, ce sont les *parties antérieures* (3).

(1) A très peu d'exceptions près.

(2) « Les qualités et les facultés qui sont communes à l'homme
« et aux animaux ont leur siége dans les parties postérieures, etc. »
T. III, p. 79, et t. IV, p. 13. « Les qualités et les facultés dont
« l'homme jouit exclusivement ont leur siége dans les parties céré-
« brales dont les bêtes sont privées, et il faut les chercher, en
« conséquence, contre les parties antérieures-supérieures du fron-
« tal. » T. III, p. 79.

(3) « Ce ne sont pas les parties antérieures qui manquent au
« cerveau des mammifères, mais les parties postérieures, » dit
avec raison M. Leuret, dans son bel ouvrage sur les circonvolu-

Si du cerveau je passe au crâne, tout ce que je dis ici prend bien plus de force encore. Comment des localisations qui n'ont point de sens pour le cerveau, pourraient-elles en avoir pour le crâne?

Le crâne, surtout la face externe du crâne, ne représente la *surface du cerveau* que d'une manière très imparfaite. Gall le sait : « J'ai été le « premier, dit-il, à soutenir qu'il nous est im- « possible de déterminer avec exactitude le dé- « veloppement de certaines circonvolutions par « l'inspection de la face externe du crâne... Dans « certains cas, la lame externe du crâne n'est « pas parallèle à la lame interne (1)... » — « Cer- « taines espèces manquent de sinus frontaux ; « dans d'autres, les cellules entre les deux la- « mes osseuses se répartissent dans tout le « crâne, etc., etc., (2). »

Le crâne ne représente les *circonvolutions du cerveau* que par sa face interne ; il ne les re- présente plus par sa face externe. Et, pour les *fibres*, pour les *faisceaux de fibres*, il ne les re-

lions du cerveau : *Anatomie comparée du système nerveux, consi- déré dans ses rapports avec l'intelligence*, t. 1, p. 588. Paris, 1839.

(1) T. III, p. 20.
(2) T. III, p. 26.

présente pas, même par sa face interne; car les *fibres* sont recouvertes par une couche de matière grise, et les *faisceaux de fibres* sont placés dans l'intérieur de la masse nerveuse.

Gall sait tout cela, et il n'en inscrit pas moins ses *vingt-sept facultés* sur les crânes (1). Tant de

(1) Il est curieux de voir comment M. Vimont, phrénologiste très décidé et anatomiste très habile, s'exprime sur les *localisations* de Gall et de Spurzheim. « L'ouvrage de Gall, dit M. Vimont, est « plus propre à induire à erreur qu'à donner une juste idée du siége « des organes. » *Traité de phrénologie*, t. II, p. 112. « Gall dit « avoir observé que les chevaux qui ont les oreilles distantes à leur « origine sont sûrs et courageux. Il est possible que ce fait soit « vrai; mais je ne puis m'expliquer le rapport qui peut exister en- « tre ce signe extérieur et le courage, dont Gall indique le siége, « dans cet animal, dans un point où ne se rencontre pas de cer- « veau. » *Ibid.* p. 281. « Spurzheim indique le siége de l'organe de « la douceur sur les sinus frontaux, et celui du courage sur les « muscles qui vont s'insérer à l'occipital.... » *Ibid.* p. 117.

Voilà ce que dit M. Vimont; et ce même M. Vimont inscrit ces vingt-neuf noms sur le crâne d'une oie.

1. Conservation.	15. Configuration.
2. Choix des aliments.	16. Étendue.
3. Destruction.	17. Distance.
4. Ruse.	18. Sens géométrique.
5. Courage.	19. Résistance.
6. Choix des lieux.	20. Localités.
7. Concentration.	21. Ordre.
8. Attachement à la vie ou mariage.	22. Temps.
9. Attachement.	23. Langage.
10. Reproduction.	24. Éventualité.
11. Attachement pour le produit de la conception.	25. Construction.
12. Propriété.	26. Talent musical.
13. Circonspection.	27. Imitation.
14. Perception de la substance.	28. Comparaison.
	29. Douceur.

confiance étonne. On ne connaît rien de la structure intime du cerveau (1), et l'on ose y tracer des
circonscriptions, des cercles, des limites! La face
externe du crâne ne représente pas la surface du
cerveau; on le sait, et l'on inscrit sur cette face
externe vingt-sept noms; chacun de ces noms
est inscrit dans un petit cercle, et chaque petit cercle répond à une faculté précise! Et il se trouve
des gens qui, sous ces noms inscrits par Gall, s'i-
maginent qu'il y a autre chose que des noms!

Ceux qui, voyant le succès de la doctrine de
Gall, en concluent que cette doctrine repose donc
sur quelque base solide, connaissent bien peu
les hommes. Gall les connaissait mieux. Il les
étudiait à sa manière, mais il les étudiait beaucoup. Ecoutons ce qu'il dit :

« Tout cela sur le crâne d'une oie! dit M. Leuret à cette occasion
« (*ouvrage cité*, p. 355). Aussi n'y a-t-il pas si petite place qui ne
« soit occupée......... Les facultés sont tellement pressées, ajoute-
« t-il, que ce serait merveille d'en inscrire les noms sur le cer-
« veau.......... La merveille serait plus grande de les avoir décou-
« vertes...... »

(1) Gall lui-même dit : « Dans quelque région que l'on examine
« les deux substances qui constituent le cerveau, à peine peut-on
« apercevoir une différence entre elles pour la structure, etc. »
T. III, p. 70.

« Je me sers, dans la société, de plusieurs expé
« dients pour connaître les talents et les inclina-
« tions des personnes. J'engage la conversation
« sur des sujets divers. Nous laissons tomber
« d'ordinaire, dans la conversation, tout ce qui
« n'a que peu ou point de rapport avec nos fa-
« cultés et nos penchants. Mais, lorsque l'inter-
« locuteur touche l'un de nos sujets favoris, nous
« y prenons tout de suite un vif intérêt... Vou
« lez-vous épier le caractère d'une personne, sans
« courir le risque de vous tromper, fût-elle même
« prévenue et sur ses gardes? Faites-la causer sur
« son enfance et sa première jeunesse; faites-lui
« raconter ses tours d'écolier, sa conduite envers
« ses parents, ses frères et sœurs, ses camarades,
« l'émulation dont elle était animée... Question-
« nez-la sur ses jeux, etc. Rarement on croit qu'il
« vaille la peine de dissimuler à cet égard; l'on
« ne se doute pas que l'on a affaire à un homme
« qui sait parfaitement que le fond du caractère
« reste le même; que les objets seuls qui nous in-
« téressent changent avec l'âge... Lorsqu'en ou-
« tre je vois ce qu'une personne apprécie ou mé-
« prise;... si je la vois agir; si elle est auteur, et

7

« que je lise son livre, etc., etc., l'homme tout
« entier est dévoilé à mes yeux (1). »

Descartes *s'enfermait dans un poéle* (2) pour
méditer. Avec Gall, on n'a pas besoin de s'enfer-
mer dans un poéle.

« Je fermerai maintenant les yeux, dit Des-
« cartes, je boucherai mes oreilles, je détourne-
« rai tous mes sens, j'effacerai même de ma
« pensée toutes les images des choses corporelles,
« ou, du moins, parce qu'à peine cela se peut-il
« faire, je les réputerai comme vaines et comme
« fausses ; et ainsi, m'entretenant seulement moi-
« même et considérant mon intérieur, je tâche-
« rai de me rendre peu à peu plus connu et plus
« familier à moi-même (3). »

Avec Gall, on n'a pas besoin de ce recueille-
ment profond en soi-même ; il suffit de voir ou de
toucher des crânes. La doctrine de Gall a réussi
comme avait réussi la doctrine de Lavater. Les
hommes chercheront toujours des signes extérieurs pour découvrir les pensées secrètes et les

(1) T. III, p. 63.
(2) « Je demeurais tout le jour enfermé seul dans un poéle. »
T. I, p. 133.
(3) T. I, p. 263.

penchants cachés : sur ce point, leur curiosité aura beau être confondue ; après Lavater est venu Gall, après Gall il en viendra d'autres.

La vraie philosophie nous lasse bientôt, parce qu'elle est la vraie, parce que la recherche du vrai, en tout genre, exige de grands et de continuels efforts. On ne peut pas, d'ailleurs, avoir toujours la même philosophie ; on ne peut pas approuver toujours le même philosophe. L'approbation veut changer d'objet, et surtout en France.

C'est pour des Français que Fontenelle a écrit ce mot : « L'approbation des hommes est quelque chose de forcé et qui ne demande qu'à finir (1). »

Descartes va mourir en Suède, et Gall vient régner en France.

(1) *Eloge de Tournefort.*

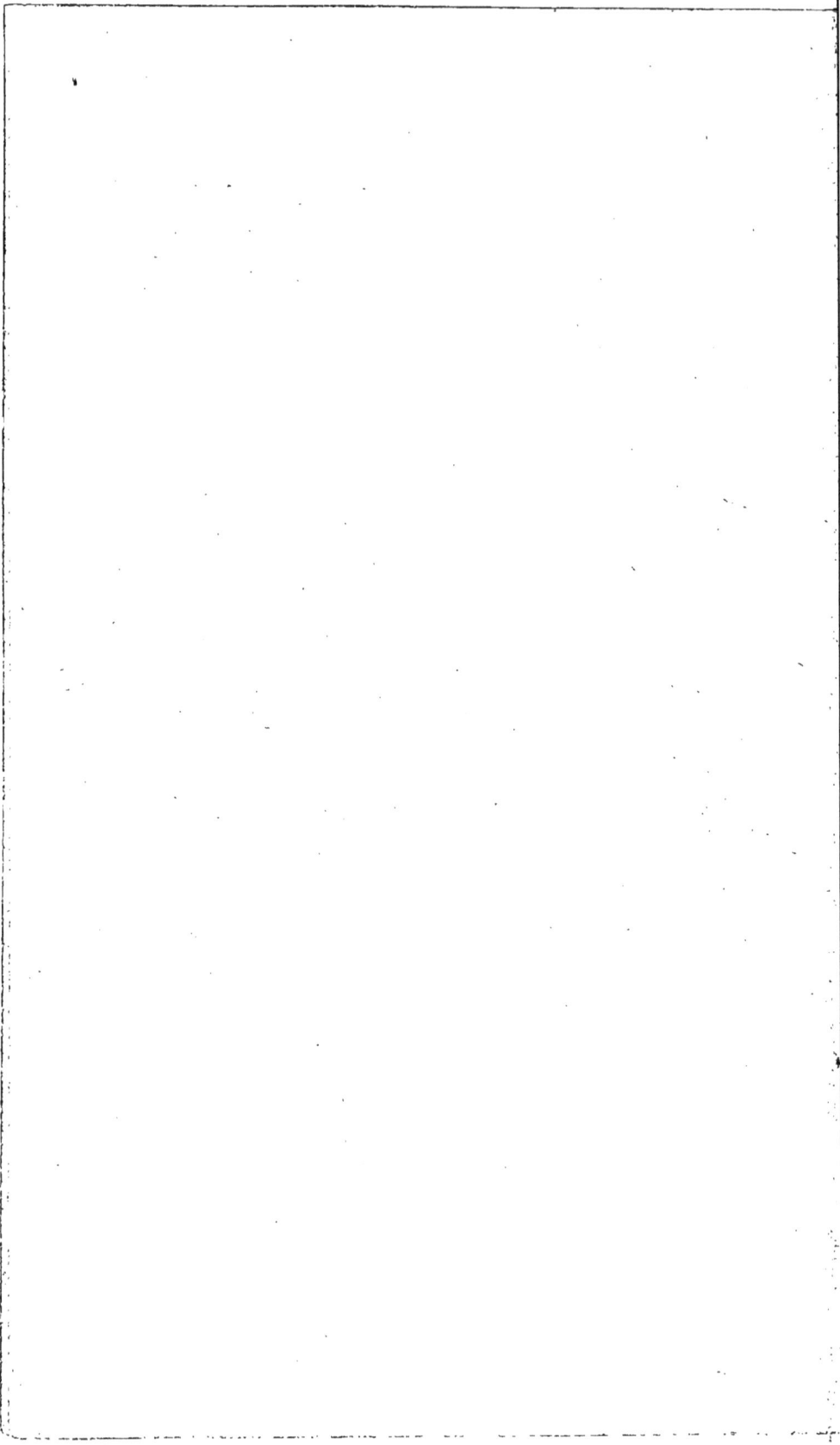

IV.

DE SPURZHEIM.

Spurzheim a publié deux ouvrages. Le premier est intitulé : *Observations sur la phrénologie, ou la connaissance de l'homme moral et intellectuel fondée sur les fonctions du système nerveux* (1); le second a pour titre : *Essai philosophique sur la nature morale et intellectuelle de l'homme* (2). Et ces deux ouvrages ne sont qu'une

(1) 1 vol. in-8º, Paris, 1818. *Phrénologie* est le nom même donné par Spurzheim à la doctrine de Gall.

(2) 1 vol in-8", Paris, 1820.

7.

reproduction de la doctrine de Gall. Spurzheim refait le livre de Gall, ce livre qu'ils avaient commencé en commun, et l'abrège.

Spurzheim raconte lui-même comment il entendit Gall; et comment, l'ayant entendu, il se sentit appelé à partager ses travaux et à propager sa doctrine.

« En 1800 , j'assistai pour la première fois , « dit-il , à un cours que M. Gall répétait de « temps en temps à Vienne depuis quatre ans. Il « parlait alors de la nécessité du cerveau pour « les manifestations de l'âme, et de la pluralité « des organes;.... mais il n'avait pas encore commencé à examiner la structure du cerveau (1). « Dès le commencement, je me sentis beaucoup « d'attrait pour la doctrine du cerveau, et, depuis « l'époque où j'en ai pris connaissance pour la « première fois, je ne l'ai plus perdue de vue. « Ayant fini mes études en 1800, je me réunis à « M. Gall pour suivre particulièrement la partie « anatomique (2)...... Nous avons quitté Vienne « en 1805 pour voyager..... Depuis cette époque

(1) *Observations sur la phrénologie*, etc., p. viij.
(2) *Ibid.*, p. xx.

« jusqu'en 1813, nous avons fait ensemble toutes
« les observations, etc.(1). »

En effet, les deux auteurs, unissant leurs efforts,
publient d'abord, en 1808, leur beau mémoire
sur *l'anatomie du cerveau* (2); et ensuite, en
1810 et 1812, les deux premiers volumes du
grand ouvrage de Gall (3).

En 1813, ils se séparent. Et cette séparation
même nous a été très utile. Gall, écrivant seul,
a une allure plus libre. Uni à Spurzheim, ou il
n'aurait pas écrit le dernier chapitre de son qua-
trième volume, ou il l'aurait écrit tout autrement;
et nous n'aurions pas l'expression nette de sa
doctrine.

Ce chapitre, intitulé *Philosophie de l'homme*,
est toute la philosophie de Gall. C'est là que Gall
dit ce qu'il entend par *facultés*, par *intelligence*,
par *volonté*, etc., etc.: c'est là qu'il définit les
facultés, des *intelligences individuelles* (4); l'in-

(1) *Ibid.*, p. xxij.
(2) *Recherches sur le système nerveux en général et sur celui
du cerveau en particulier, mémoire présenté à l'Institut de
France*, etc. par F. J. Gall et G. Spurzheim.
(3) *Anatomie et physiologie du système nerveux*, etc. C'est l'ouvrage qui vient d'être examiné dans les trois articles précé-
dents.
(4) T. IV, p. 341.

telligence, un simple *attribut de chaque faculté* (1); la volonté, un simple *résultat de l'action simultanée des facultés supérieures*, etc.(2).

Spurzheim n'eût pas imaginé la doctrine ; il
l'a trouvée toute faite ; il la suit, et, tout en la sui-
vant, il hésite. Il ne l'a pas imaginée ; et peut-être
n'aurait-il pas eu, d'ailleurs, tout ce qu'a eu
Gall pour la porter avec succès dans le monde.
Gall avait un esprit plein d'adresse. On a vu
comment il étudiait les hommes (3). Dans son
grand ouvrage, le ton philosophique règne ; c'est
que la doctrine était déjà établie. Quand la doctrine commence, Gall n'est pas toujours aussi
grave ; car il faut surtout exciter la curiosité, la
curiosité générale, et le ton philosophique ne
suffit pas pour cela.

Charles Villers nous a conservé quelques-uns
de ses souvenirs touchant les premières impressions produites par la doctrine (4). «Si l'ange
« exterminateur était à mes ordres, écrivait Gall

(1) T. IV, p. 327.
(2) T. IV, p. 341.
(3) Dans l'article précédent, p. 73.
(4) *Lettre de Charles Villers à Georges Cuvier sur une nouvelle
théorie du cerveau par le docteur Gall*, etc. Metz, 1802.

« à cette époque, gare à Kæstner, à Kant, à
« Wieland et autres de leurs pareils !... Pourquoi
« personne ne nous a-t-il conservé les crânes
« d'Homère, de Virgile, de Cicéron, etc. (1) ? »

« Il fut un temps, dit Charles Villers, où cha-
« cun tremblait à Vienne pour sa tête, et crai-
« gnait qu'après sa mort elle ne fût mise en ré-
« quisition pour enrichir le cabinet du docteur
« Gall. Celui-ci annonçait surtout qu'il en voulait
« au chef des gens extraordinaires et distingués
« par quelques grandes qualités, ou par de
« grands talents : raison de plus pour que la ter-
« reur redoublât. Trop de gens étaient portés à
« se croire l'objet de l'attention du docteur, et
« s'imaginaient que leur tête était par lui convoi-
« tée comme une pièce très importante au succès
« de ses expériences. On conte, à ce sujet, des
« traits fort plaisants. Le vieux M. Denis, biblio-
« thécaire de l'empereur, inséra dans son testa-
« ment une clause expresse pour sauver son
« crâne du scalpel de M. Gall (2). »

Gall et Spurzheim diffèrent entre eux sur plu-

(1) *Ibid.*, p. 34.
(2) *Ibid.*

sieurs points : sur le rôle des sens extérieurs, sur les noms des facultés de l'âme, sur le nombre, sur la classification de ces facultés, etc. Examinons quelques-uns de ces points en particulier.

1° *Rôle des sens extérieurs.* « M. Gall est dis« posé, dit Spurzheim, à attribuer aux sens exté« rieurs, ainsi qu'à chaque faculté intérieure, « non-seulement la perception, mais aussi la mé« moire, la réminiscence et le jugement..... Il me « semble que de pareils faits (les faits cités par « Gall) ne prouvent pas la conclusion. D'abord, la « mémoire n'étant que la répétition de la connais« sance doit avoir son siége où existe la percep« tion. Les impressions des nerfs qui causent la « sensation de la faim, etc., sont incontestable« ment perçues dans la tête, qui en a également « la réminiscence... Je ne crois pas qu'on puisse « conclure que les yeux ou les oreilles sont le « siége de la réminiscence (1). »

Spurzheim a raison, et nous l'avons suffisamment vu (2) : la perception n'est pas dans l'organe du sens.

(1) *Observations sur la phrénologie*, etc., p. 10.
(2) Surtout dans le précédent article.

Mais l'erreur que combat Spurzheim n'est pas toute l'erreur de Gall. L'erreur que voit Spurzheim n'est qu'une erreur particulière et secondaire (1); l'erreur qu'il ne voit pas, l'erreur qu'il suit, est une erreur générale et capitale. Gall conclut de l'indépendance des sens extérieurs à l'indépendance des facultés de l'âme ; il raisonne sur une analogie apparente qui cache une dissimilitude profonde; et Spurzheim raisonne comme Gall.

« Dans le système nerveux, dit-il, on trouve « les cinq sens extérieurs séparés et indépen- « dants les uns des autres (2)... » — « Les fonc- « tions des sens extérieurs sont attachées à des « organes différents, elles peuvent exister sépa- « rément...... Il en est de même des sens inté- « rieurs (3).» — « Nous soutenons qu'il y a un « organe particulier pour chaque espèce de sen- « timents et de pensées, comme pour chaque es- « pèce de sensation extérieure (4).»

(1) Et qui n'est même amenée dans Gall que par le besoin qu'il s'est fait d'assimiler, en tout, les *sens extérieurs aux facultés de l'âme.*

(2) *Observations sur la phrénologie*, etc. p. 65.

(3) *Ibid.*, p. 67.

(4) *Ibid.*, p. 75.

Spurzheim appelle, comme Gall, les facultés de l'âme des *sens intérieurs*; il dit de même : le *sens du coloris*, le *sens des nombres*, le *sens du langage*, le *sens de la comparaison*, le *sens de la causalité*, etc., etc. (1).

Les deux auteurs commencent par appeler les facultés de l'âme des *sens intérieurs*; et, trompés ensuite par le mot, ils concluent de l'indépendance des *sens extérieurs* à l'indépendance de leurs *sens intérieurs*, c'est-à-dire à l'indépendance des facultés de l'âme.

2° *Noms des facultés*. Spurzheim accuse Gall de n'avoir dénommé que des actions, et non les principes de ces actions.

« Trouvant, dit-il, un rapport entre le dévelop-
« pement d'une partie cérébrale et une sorte d'ac-
« tion, M. Gall nomma la partie cérébrale d'a-
« près l'action ; ainsi il parla des organes de la
« musique, de la poésie, etc. (2). » — « La no-
« menclature, dit-il encore, doit être conforme
« aux facultés, sans avoir égard à une action

(1) Voyez surtout l'*Essai philosophique sur la nature morale et intellectuelle de l'homme*, p. 54 et suiv.

(2) *Observations sur la Phrénologie*, etc. p. xvij.

« quelconque... Lorsqu'on attribue à un organe
« la ruse, le savoir-faire, l'hypocrisie, les intri-
« gues, etc., on ne fait pas connaître la faculté pri-
« mitive qui contribue à toutes ces actions mo-
« difiées (1). »

Gall répond : « M. Spurzheim n'aura pas ou-
« blié combien de fois nous nous sommes perdus
« en raisonnements pour déterminer la destina-
« tion primitive d'un organe... J'avoue qu'il y a
« plusieurs organes dont je ne connais pas
« encore la faculté primitive, et je continue
« de les nommer d'après le degré d'activité qui
« me les a fait découvrir. M. Spurzheim se croit
« plus heureux ; son esprit métaphysique lui a
« fait trouver la faculté fondamentale ou pri-
« mitive de tous les organes. Faisons-en l'é-
« preuve..... (2). »

Au reste, l'expédient qu'imagine Spurzheim
pour se donner les *facultés primitives* est fort
simple. Il crée un mot : il appelle l'instinct de
la propagation, *amativité;* le penchant au vol,

(1) *Ibid.*, p. 125.
(2) *Anatomie et physiologie du système nerveux*, etc., t. III,
p. xix. Ce tome III est de l'année même où avaient paru les
Obs rvations sur la Phrénologie de Spurzheim.

convoitivité; le courage, *combattivité*, etc., etc.

Gall et Spurzheim parlent beaucoup de nomenclature; mais ils ne voient pas qu'en matière de nomenclature, la première difficulté, et la seule, est d'arriver aux faits simples. Qui est arrivé aux faits simples, a bientôt une bonne nomenclature.

« Si quelqu'un avait bien expliqué, dit Des-
« cartes, les idées simples qui sont en l'imagina-
« tion des hommes, desquelles se compose tout
« ce qu'ils pensent,... j'oserais espérer une lan-
« gue fort aisée à apprendre,... et, ce qui est le
« principal, qui aiderait au jugement, lui repré-
« sentant si distinctement toutes choses, qu'il lui
« serait presque impossible de se tromper; au
« lieu que, tout au rebours, les mots que nous
« avons n'ont quasi que des significations con-
« fuses, auxquelles l'esprit des hommes s'étant
« accoutumé de longue main, cela est cause qu'il
« n'entend presque rien parfaitement (1). »

3° *Nombre des facultés*. Spurzheim ajoute huit facultés aux facultés de Gall; et Gall s'en irrite. On ne voit pas pourquoi.

Comment! Gall aura pu se donner vingt-sept

(1) T. IV, p. 67.

facultés, et Spurzheim n'en pourra pas avoir sept ou huit (1)? Gall aura pu se donner une faculté pour l'*espace*, une pour les *nombres*, etc., et Spurzheim n'en pourra pas avoir une pour le *temps*, une pour l'*étendue*, etc.? Spurzheim n'a-t-il pas quelque raison, lorsqu'il dit :

« On sent aisément que M. Gall a voulu sug-
« gérer à ses lecteurs que sa manière de traiter
« la doctrine du cerveau est la seule admissible,
« qu'il n'y a d'autres organes que ceux qu'il re-
« connaît; que les organes ne font que ce qu'il
« leur attribue;... que tout ce qu'il dit et tout ce
« qu'il fait (et cela seul) porte le cachet de la
« perfection, et que sa décision doit faire la su-
« prême loi (2). »

(1) Les huit organes ajoutés par Spurzheim sont les organes de l'*habitativité*, de l'*ordre*, du *temps*, du *juste*, de la *surnaturalité*, de l'*espérance*, de l'*étendue* et de la *pesanteur*. Voici comment Gall s'exprime sur ces huit organes proposés par Spurzheim : « M. Spurzheim, il est vrai, reconnaît huit organes de plus que je « n'en admets. Quant aux organes de l'habitativité, de l'ordre, du « temps, de la surnaturalité, nous en avons souvent parlé......... « J'admets un organe pour le sens moral ou pour le sentiment du « juste; mais j'ai des raisons très fortes de ne regarder la bien- « veillance que comme la manifestation très énergique du sens « moral ; ainsi je traite ces deux qualités sous la rubrique d'un « seul organe. Ce que M. Spurzheim dit des organes de l'espérance, « de l'étendue, de la pesanteur, n'a pas encore pu me convaincre. « Aussi n'a-t-il rien prouvé à leur égard. » T. III, p. xxv.

2) *Essai philosophique*, etc., p. 210.

4° *Classification et attributs des facultés.*
Gall, donnant à toutes les facultés les mêmes attributs, et à chaque faculté tous les attributs de l'intelligence, ne forme, de ces facultés, que deux groupes : le groupe des facultés qu'il suppose communes à l'homme et aux animaux, et le groupe des facultés qu'il suppose propres à l'homme. Spurzheim les divise et les sous-divise.

Aucune des formes requises pour les classifications convenues n'est omise (1).

Il y a d'abord deux *ordres* de facultés : les *facultés affectives* et les *facultés intellectuelles* ; puis chacun de ces *ordres* se divise en *genres*. Le premier *ordre* a deux *genres* : les facultés affectives communes à l'homme et aux animaux (2), et les facultés affectives propres à l'homme (3); le

(1) Voyez l'*Essai philosophique*, etc., à la p. 47 et suiv.

(2) Le sens de l'*amativité*, le sens de la *philogéniture*, le sens de la *destructivité*, le sens de l'*affectivité*, le sens de la *convoitivité*, le sens de la *secrétivité*, le sens de la *circonspection*, le sens de l'*approbation*, le sens de l'*amour-propre*. (Quel chaos et quel langage !)

(3) Le sens de la *bienveillance*, le sens de la *vénération*, le sens de la *fermeté*, le sens du *devoir*, le sens de l'*espérance*, le sens du *merveilleux*, le sens de l'*idéalité*, le sens de la *gaieté*, le sens de l'*imitation*.

second en a trois : les facultés ou *sens intérieurs*, qui font connaître les objets extérieurs (1), les facultés ou *sens intérieurs* qui font connaître les relations des objets en général (2), et les facultés ou *sens intérieurs* qui réfléchissent (3).

Quel appareil pour dire les choses les plus simples, pour dire qu'il y a des *penchants* (4), des *sentiments* (5) et des *facultés intellectuelles!* Quelle singulière personnification de toutes ces facultés : des facultés qui *connaissent*, des facultés qui *réfléchissent* (6)! Spurzheim dit ailleurs des *facultés heureuses* (7). Quel arbitraire

(1) Les sens de l'*individualité*, de l'*étendue*, de la *configuration*, de la *consistance*, de la *pesanteur*, du *coloris*.

(2) Les sens des *localités*, de la *numération*, de l'ordre, des *phénomènes*, du *temps*, de la *mélodie*, du *langage artificiel*.

(3) Le sens de la *comparaison* et le sens de la *causalité*.

(4) Quelques facultés affectives ne donnent qu'un désir, une « inclination.... Je les appellerai *penchants.* » *Observations sur la phrénologie*, etc., p. 124.

(5) « D'autres facultés affectives ne sont pas bornées à un sim-« ple penchant, mais elles éprouvent quelque chose de plus; c'est « ce qu'on nomme *sentiment.* » *Ibid.*

(6) « Les facultés intellectuelles sont aussi doubles : quelques-« unes connaissent, d'autres réfléchissent.... » *Essai philosophique*, etc., p. 225.

(7) « Les facultés propres à l'homme sont heureuses par elles-« mêmes. » *Ibid.*, p. 167.

8.

enfin dans la distribution des faits! Et Gall, à son tour, n'a-t-il pas raison?

« De quel droit, dit Gall, M. Spurzheim ex-
« clut-il des facultés intellectuelles l'imitation,
« l'esprit de saillie, l'idéalité ou la poésie, la cir-
« conspection, la secrétivité, la constructivité?
« Dans quel sens la persévérance, la circons-
« pection, l'imitation sont-elles des sentiments?
« Quelle raison y a-t-il de compter parmi les
« penchants la constructivité plutôt que la mé-
« lodie, la bienveillance et l'imitation (1)? »

Gall, en douant chaque faculté de tous les attributs de l'intelligence, fait autant d'intelligences que de facultés. Spurzheim fait des intelligences de plusieurs espèces : des intelligences qui *connaissent*, des intelligences qui *réfléchissent, etc*. Il ramène les *âmes sensitives* et *rationnelles*.

Au reste, Gall et Spurzheim sont rarement d'accord sur leurs facultés. Gall ne voit dans *l'espérance* qu'un attribut, Spurzheim y voit une faculté primitive; Gall ne voit dans la *cons-*

(1) *Anatomie et physiologie du système nerveux, etc.*, t. III, p. XXVII.

cience qu'un effet de la *bienveillance,* Spurzheim y voit une faculté propre; Gall ne veut
qu'un organe pour la *religion,* et Spurzheim
en veut trois : l'organe de la *causalité,* celui
de la *surnaturalité* et celui de la *vénération,* etc., etc.

Ce serait à n'en pas finir que de les suivre ici
dans tous leurs débats. J'en ai dit assez pour le
fond des choses. Je passe à Broussais.

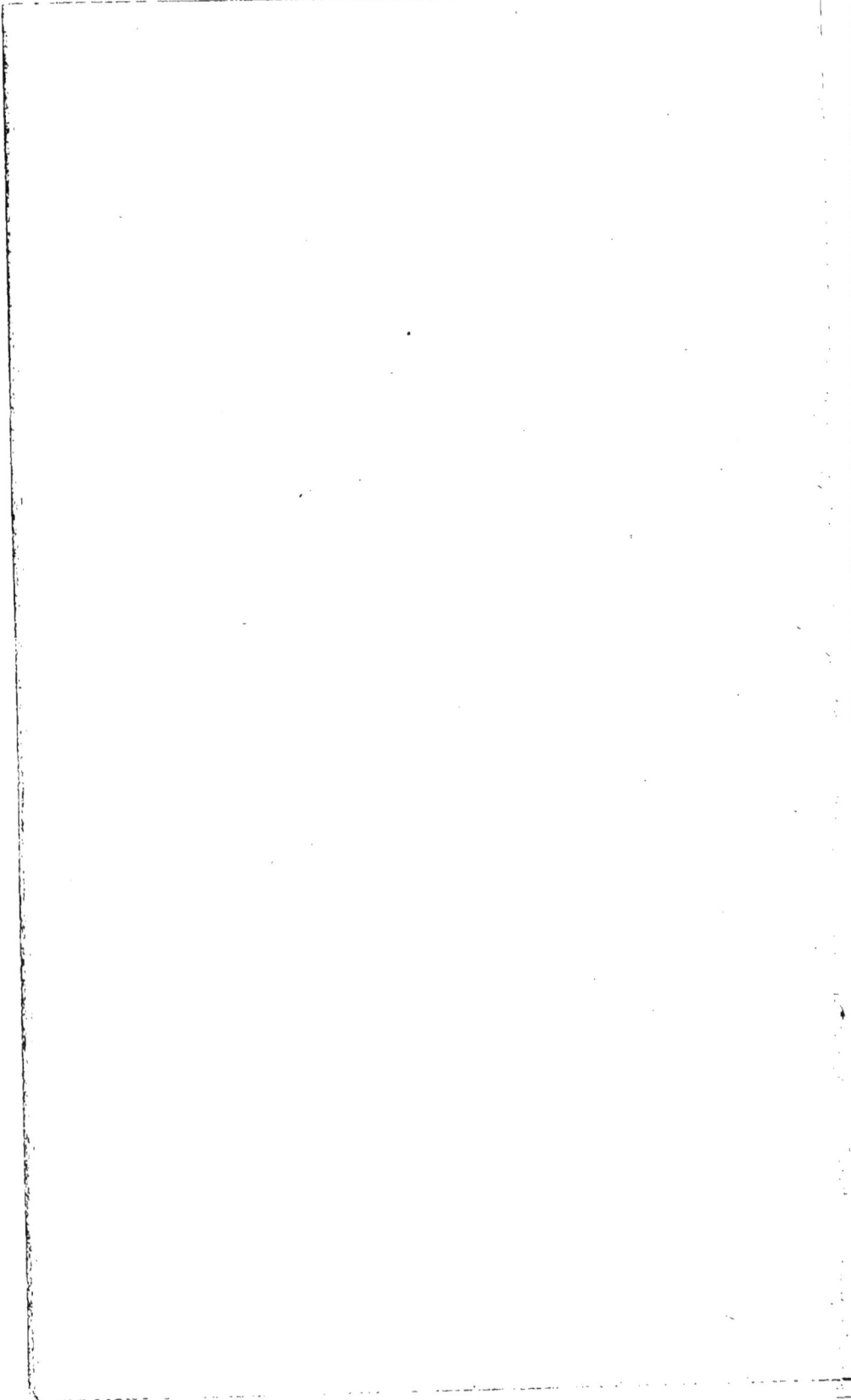

V.

DE BROUSSAIS.

Broussais semble n'avoir vécu que pour imaginer ou pour propager des systèmes.

Guidé par des faits qu'il saisit avec une sagacité rare, Broussais commence par ramener certaines affections à leur siége (1); mais bientôt, généra-

(1) Voyez son *Histoire des phlegmasies chroniques*, 1808.

lisant outre mesure ce beau résultat, il voit toutes les affections dans la même affection, toutes les maladies dans la même maladie ; il imagine une *affection abstraite*, au moyen de laquelle il explique toutes les autres affections : les *fièvres* ne sont que des *irritations* de l'appareil *digestif;* la *folie* n'est qu'une *irritation* du cerveau (1); lui, qui souffre si impatiemment les *personnifications* faites par les autres, fait une *personnification* de plus ; enfin ce génie exclusif et emporté, sortant de lui-même et comme pour se délasser de ses propres systèmes, se jette dans la *phrénologie*, et s'y plaît d'autant plus qu'il y retrouve et sa méthode accoutumée, et ses idées, et son langage : toujours des facultés à ramener à leurs organes, toujours des localisations à faire.

Il ne faudrait pas juger Broussais sur son *Cours de phrénologie* (2). Les cinq ou six premières *leçons*, ou, comme il dit, les *généralités* (3), ne sont qu'un mélange confus des idées

---

(1) Voyez son livre intitulé : *De l'Irritation et de la folie,* 1828.

(2) *Cours de phrénologie,* 1 vol. in-8°, 1836.

(3) P. 82.

de Condillac, passées par Cabanis, et des idées des phrénologistes.

Il dit que la sensibilité est *l'origine commune* des facultés (1), il appelle la *perception* une *faculté primitive* (2), etc., etc.; et Condillac ne dirait pas autrement.

Mais, d'un autre côté, il dit qu'il y a autant de *mémoires* que d'organes (3), que les *instincts* et les *sentiments* ont leur mémoire comme les *perceptions externes* (4), que l'esprit n'est que *l'ensemble des facultés* (5), etc.; et Gall ne dirait pas mieux.

Broussais en veut surtout au *moi* de Descartes. « Séduits par le moi de Descartes, dit-il, des phi- « losophes ont raisonné d'après le témoignage « de leur conscience (6)... » Et d'après quoi Broussais veut-il qu'on raisonne?

(1) *Cours de phrénologie*, p. 140.

(2) P. 37.

(3) « La mémoire n'est point une faculté isolée, et il y a autant « de mémoires que d'organes. » P. 131.

(4) « Les instincts et les sentiments ont leur mémoire comme les « perceptions externes. » P. 36.

(5) « ..... L'étude de l'esprit humain, non pas, bien entendu, « d'un être fictif portant ce nom mystérieux, mais de l'ensemble des « facultés mentales de l'homme. » P. 82.

(6) P. 48.

Il trouve plaisant d'appeler le *moi*, *entité intra-crânienne* (1), *être central intra-crânien* (2), *personne par excellence* (3), etc., etc.

Il se moque du *moi* de Descartes; il oublie que le *moi* de Gall n'est que l'ensemble des facultés intellectuelles ou n'est qu'un mot; et il se fait un *moi particulier* qu'il place dans l'organe de la *comparaison*. « Nous devons, dit-il, à l'or-« gane de la comparaison générale la distinc-« tion de notre personne, exprimée par le signe « moi (4). »

Broussais n'était pas fait pour se plier aux idées des autres; le joug lui pèse; il n'est véritablement Broussais que lorsqu'il combat; en 1816, il publie un volume (5), et les doctrines médicales sont ébranlées pour un demi-siècle : il faut relire ce volume et oublier le *Cours de phrénologie* (6).

(1) « Les fauteurs de l'entité intra-crânienne.... » P. 153.
(2) « Leur être central intra-crânien auquel ils accordent toutes « les facultés. » P. 153.
(3) « Qu'on ait appelé cet être *personne par excellence*...» P. 75.
(4) P. 684.
(5) *Examen de la doctrine médicale, etc.* 1816.
(6) *Cours de Phrénologie, etc.,* 1836.

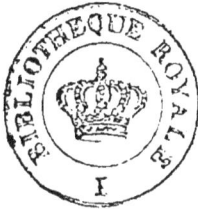

VI.

PSYCOLOGIE DE BROUSSAIS.

Au fond, Broussais s'occupe bien plus de ce qu'il pense que de ce qu'a pensé Gall. Et ce qu'il pense, le voici : « L'intelligence et ses diffé- « rentes manifestations sont, dit-il, des phéno- « mènes de l'action nerveuse (1). » — « Les fa-

(1) *Cours de Phrénologie*, p. 717.

9

« cultés, dit-il encore, sont des actions d'organes « matériels, etc. (1). »

Toute la psychologie de Broussais est dans ces paroles. L'organe et le phénomène produit par l'organe. Pour parler plus clairement, l'organe et l'action de l'organe. Pour parler comme Cabanis, l'organe et la *sécrétion* de l'organe, ou la *pensée* (2).

L'intelligence n'est donc qu'un *phénomène*, qu'un *produit*, qu'un *acte*. Mais, s'il en est ainsi, comment peut-il y avoir *continuité du moi ?* Or, le sens intime, qui me donne l'*unité du moi*, me donne non moins sûrement la *continuité du moi*. « Je trouve en nous une *mémoire intellec-* « *tuelle*, dit admirablement Descartes (3). »

(1) *Ibid.*, p. 77.

(2) « Pour se faire une idée juste des opérations d'où résulte la « pensée, il faut considérer le cerveau comme un organe particu- « lier destiné à la produire, de même que l'estomac, à opérer « la digestion, le foie à filtrer la bile, etc. » Cabanis, *Rapports du physique et du moral de l'homme*, II⁰ Mémoire, § VII.

(3) D'où il conclut, plus admirablement encore, l'immortalité de l'âme. « Je ne puis concevoir, dit-il, autre chose de ceux qui meu- « rent, sinon qu'ils passent dans une vie plus douce et plus tran- « quille que la nôtre, même avec la souvenance du passé ; car je « trouve en nous une mémoire intellectuelle..... Et, quoique la re-

Le sens intime me dit que je suis *un*, et Gall
veut que je sois *multiple*; le sens intime me dit
que je suis *libre*, et Gall veut qu'il n'y ait point
de *liberté morale*; le sens intime me donne la
continuité de mon intelligence, et Cabanis et
Broussais veulent que mon intelligence ne soit
qu'un *acte*.

Il faut laisser dire les philosophes.

« ligion nous enseigne beaucoup de choses sur ce sujet, j'avoue
« néanmoins une infirmité qui m'est, ce me semble, commune avec la
« plupart des hommes, à savoir que, quoique nous voulions croire et
« même que nous pensions croire très fermement tout ce qui nous
« est enseigné par la religion, nous n'avons pas néanmoins coutume
« d'être si touchés des choses que la seule foi nous enseigne, et où
« notre raison ne peut atteindre, que de celles qui nous sont avec
« cela persuadées par des raisons naturelles fort évidentes. »
T. VIII, p. 634.

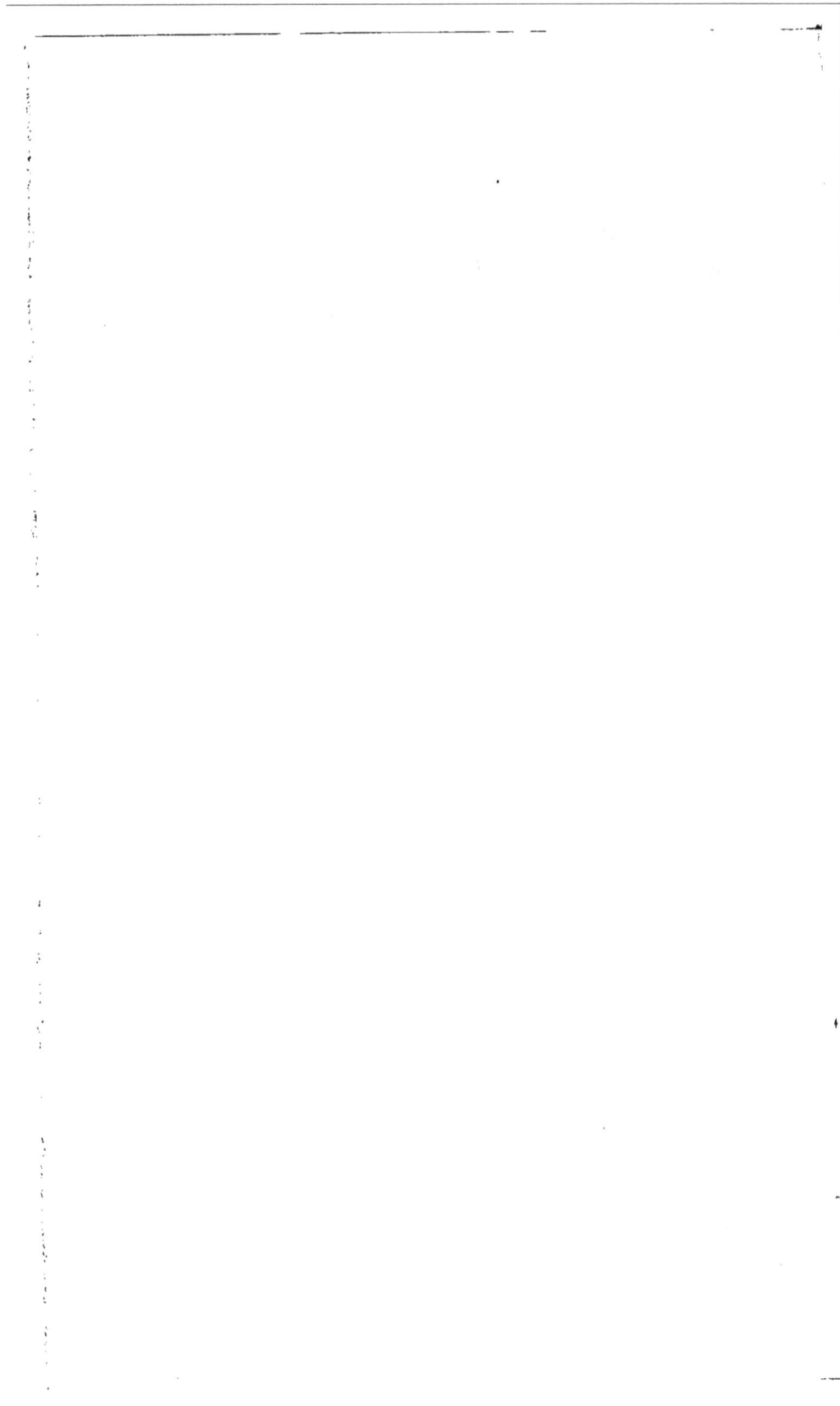

VII.

Je reviens à Gall.

Ceux qui voudront connaître la doctrine de Gall, remonteront toujours à Gall. Spurzheim altère déjà l'esprit de cette doctrine, et Gall s'en plaint. « M. Spurzheim, dit-il, connaît mieux « mes découvertes qu'aucun savant, mais il s'ef- « force d'y introduire un esprit tout contraire à

« celui dans lequel elles ont été commencées,
« continuées et perfectionnées (1). »

Gall était d'ailleurs un grand anatomiste. L'idée
qu'il a eue de suivre les fibres du cerveau est,
pour l'anatomie de cet organe, l'idée fondamentale. L'idée n'est pas de lui : deux anato-
mistes français, Vieussens et Pourfour du Petit,
l'avaient, longtemps avant lui, admirablement
comprise; mais, à l'époque où il parut, elle
était oubliée; on ne disséquait plus le cerveau,
on le coupait par tranches.

Ce fut un grand mérite à Gall de rappeler la
vraie méthode de disséquer le cerveau, et une
adresse plus grande encore de rattacher à ses
travaux d'anatomie positive sa doctrine des *facultés indépendantes* et des *cerveaux multiples*.

Cette étrange doctrine a fait une fortune encore plus étrange. Gall et Spurzheim ont oublié
de placer la *curiosité* parmi leurs facultés primitives. Ils ont eu tort. Sans la curiosité crédule

(1) *Anatomie et physiologie du système nerveux*, etc.. t. III.
p. XV.

des hommes comment auraient-ils expliqué la fortune de leur doctrine?

Heureusement, un système ne vit jamais que ce que vit un système. Celui du moment est bientôt abandonné pour un autre, et presque toujours pour un tout contraire. Les systèmes se multiplient et passent; et ce sont les systèmes qui nous sauvent du mal que nous feraient les systèmes.

FIN.

NOTES.

———

Page 63. *Origine, développement, structure, mode de terminaison entre les organes des facultés de l'âme et les organes des sens externes, tout, selon Gall, est semblable, tout est commun.*

Deux substances composent, comme on sait, l'appareil nerveux : la *substance grise* et la *substance blanche* ou *fibreuse*. Or, selon Gall, de ces deux substances, l'une produit l'autre. La *substance grise* produit la *substance blanche*.

Cela posé, partout où il y aura de la *substance grise*, il naîtra donc de la *substance blanche*, c'est-à-dire des *fibres nerveuses* (1), des *filets nerveux*, des nerfs. Tous les nerfs du corps naissent ainsi. Les nerfs spinaux naissent de la matière grise qui est dans l'intérieur de la moelle épinière; les nerfs cérébraux, de la matière grise qui est dans l'intérieur de la moelle allongée.

Or les nerfs du corps sont les *organes des sens.*

Le cerveau, le cervelet (2), qui sont les *organes des facultés de l'âme*, naîtront donc comme les nerfs. Le cerveau naîtra de la matière grise des *éminences pyramidales;* le cervelet, de la matière grise qui entoure les *corps restiformes.*

D'un autre côté, chaque fois qu'un nerf traverse une masse de matière grise, il en reçoit, selon Gall, de nouveaux filets nerveux; et c'est ainsi qu'il croît et se développe. Le cerveau et le cervelet ne manqueront donc pas de croître et de se développer de même. Les faisceaux primitifs du cervelet (les *corps restiformes*) croîtront par les filets que leur donnera la matière grise du *corps ciliaire;* les faisceaux primitifs du cerveau (les *éminences pyramidales*),

(1) La substance blanche est partout fibreuse. Personne n'a plus contribué que Gall à la démonstration de ce grand fait. Il dit avec raison : « Les auteurs qui, avec Sœmmerring, « Cuvier, etc., reconnaissent la structure fibreuse du cerveau « dans plusieurs de ses parties, n'ont cependant pas encore « osé dire qu'elle est partout fibreuse. » T. I, p. 235.

(2) Le cervelet ne sert qu'aux mouvements de locomotion. (Voy. le premier article de cet ouvrage.) Mais j'expose ici les idées de Gall.

par les filets que leur donnera d'abord la matière grise du *pont de Varole*, puis celle des *couches optiques*, puis celle des *corps cannelés, etc., etc.*

Enfin, de même qu'un nerf des sens s'épanouit en se terminant, et forme, par cet épanouisement, *l'organe du sens externe*, de même les faisceaux primitifs du cerveau et du cervelet s'épanouiront en se terminant, et formeront, par cet épanouissement, les *organes des sens internes*, c'est-à-dire les lobes du cervelet et les hémisphères du cerveau (1).

(1) « Les systèmes particuliers du cerveau se terminent par « un épanouissement fibreux, disposé en couches, de même « que les autres systèmes nerveux s'épanouissent en fibres à « leur extrémité périphérique. » T. I, p. 318. — « Tous les fais- « ceaux divergents du cerveau, après être sortis du dernier « appareil de renforcement, s'épanouissent en couches et for- « ment les circonvolutions. » T. I, p. 283. — «Les nerfs de la « sensibilité et des mouvements s'épanouissent dans la peau « et dans les muscles; les nerfs des sens, chacun dans l'in- « strument extérieur auquel il appartient : par exemple, le « nerf olfactif dans la membrane pituitaire des cornets du « nez; le nerf du goût dans la langue, et l'épanouissement du « nerf optique forme la rétine... La nature suit précisément « la même loi dans le cerveau. Les différentes parties céré- « brales naissent et se renforcent en différents endroits; elles « forment des faisceaux fibreux plus ou moins considérables, « qui finissent par s'épanouir. Tous ces épanouissements des « différents faisceaux réunis, forment les hémisphères du « cerveau. » T. III, p. 3.

Je ne parle ici que des *fibres divergentes;* celles-ci, venues de l'intérieur, se portent à l'extérieur : les *fibres convergentes*, venues de l'extérieur, c'est-à-dire, selon Gall, de la matière grise qui enveloppe le cerveau et le cervelet, se portent à

Page 49 (Note 2). Il ne s'aperçoit pas que tout est opposé entre les instincts et l'intelligence.

Voici ce que j'ai dit ailleurs (1) sur cette question, depuis si longtemps débattue, de *l'instinct et de l'intelligence des animaux.*

« L'opposition la plus complète sépare *l'instinct* de
« *l'intelligence.*

« Tout dans *l'instinct* est aveugle, nécessaire et inva-
« riable ; tout, dans *l'intelligence,* est électif, condition-
« nel et modifiable.

« Le castor qui se bâtit une cabane, l'oiseau qui se cons-
« truit un nid, n'agissent que par *instinct.*

« Le chien, le cheval, qui apprennent jusqu'à la signifi-
« cation de plusieurs de nos mots, et qui nous obéissent,
« font cela par *intelligence.*

« Tout dans *l'instinct* est inné : le castor bâtit sans l'a-
« voir appris ; tout y est fatal : le castor bâtit, maîtrisé par
« une force constante et irrésistible.

« Tout dans *l'intelligence* résulte de l'expérience et de
« *l'instruction :* le chien n'obéit que parce qu'il l'a appris ;
« tout y est libre : le chien n'obéit que parce qu'il le veut.

« Enfin, tout, dans *l'instinct,* est particulier : cette in-

l'intérieur. Les premières forment les *circonvolutions ;* les se-
condes forment les *commissures.* Mais je reviendrai plus loin
sur ce dernier point.

(1) *Résumé analytique des Observations de Frédéric Cuvier sur l'instinct et l'intelligence des animaux.* Paris, 1841.

« dustrie si admirable que le castor met à bâtir sa cabane.
« il ne peut l'employer qu'à bâtir sa cabane ; et tout, dans
« *l'intelligence,* est général : car cette même flexibilité
« d'attention et de conception que le chien met à obéir,
« il pourrait s'en servir pour faire toute autre chose.

« Il y a donc, dans les animaux, deux forces distinctes
« et primitives : *l'instinct* et *l'intelligence.* Tant que ces
« deux forces restaient confondues, tout, dans les actions
« des animaux, était obscur et contradictoire. Parmi ces
« actions, les unes montraient l'homme partout supérieur
« à la brute, et les autres semblaient faire passer la supé-
« riorité du côté de la brute. Contradiction aussi déplora-
« ble qu'absurde ! Par la distinction qui sépare les actions
« aveugles et nécessaires des actions électives et condi-
« tionnelles, ou, en un seul mot, *l'instinct* de *l'intelli-*
« *gence,* toute contradiction cesse, la clarté succède à la
« confusion : tout ce qui, dans les animaux, est *intelli-*
« *gence*, n'y approche, sous aucun rapport, de l'intelli-
« gence de l'homme ; et tout ce qui, passant pour *intelli-*
« *gence,* y paraissait supérieur à l'intelligence de l'homme,
« n'y est que l'effet d'une force machinale et aveu-
« gle (1). »

Voici ce que je dis de la limite qui sépare l'intelligence
de l'homme de celle des animaux.

« Les animaux reçoivent par leurs sens des impressions

(1) Ouvrage cité, page 52.

« semblables à celles que nous recevons par les nôtres ; ils
« conservent, comme nous, la trace de ces impressions ;
« ces impressions conservées forment, dans leur intelli-
« gence comme dans la nôtre, des associations nom-
« breuses et variées ; ils les combinent, ils en tirent des
« rapports, ils en déduisent des jugements ; ils ont donc
« de l'intelligence.

« Mais toute leur intelligence se réduit là. Cette intel-
« ligence qu'ils ont ne se considère pas elle-même, ne
« se voit pas, ne se connaît pas. Ils n'ont pas la *réflexion*,
« cette faculté suprême qu'a l'esprit de l'homme de se
« replier sur lui-même, et d'étudier l'esprit.

« La réflexion, ainsi définie, est donc la limite qui
« sépare l'intelligence de l'homme de celle des animaux.
« Et l'on ne peut disconvenir, en effet, qu'il n'y ait là
« une ligne de démarcation profonde. Cette pensée qui
« se considère elle-même, cette intelligence qui se
« voit et qui s'étudie, cette connaissance qui se connaît,
« forment évidemment un ordre de phénomènes déter-
« minés, d'une nature tranchée, et auxquels nul animal
« ne saurait atteindre. C'est là, si l'on peut ainsi dire, le
« monde purement intellectuel, et ce monde n'appartient
« qu'à l'homme. En un mot, les animaux sentent, con-
« naissent, pensent ; mais l'homme est le seul de tous les
« êtres créés à qui ce pouvoir ait été donné de sentir qu'il
« sent, de connaître qu'il connaît, et de penser qu'il
« pense (1). »

(1) *Ibid.*, p. 54.

Page 94. Lui, qui souffre si impatiemment les per-
sonnifications faites par les autres, fait une personni-
fication de plus......

Broussais explique tout par le mot *irritation*, comme
Gall explique tout par ses *facultés*, comme Malebranche
expliquait tout par les *esprits animaux*.

Après avoir servi à Descartes, les *esprits animaux* servirent à Malebranche; ils servirent à tous les auteurs du
XVIIᵉ siècle.

Malebranche commence un de ses chapitres par ces
mots : « Tout le monde convient que les esprits ani-
« maux... (1). »

On avait des esprits animaux de toutes les espèces,
comme Gall a des *facultés* pour tout : des esprits animaux *agités* (2) ; des esprits animaux *languissants* (3).

On avait même des esprits animaux *libertins.*

« Le vin est si spiritueux, dit Malebranche, que ce sont
« des *esprits animaux* presque tout formés, mais des
« esprits libertins... (4). »

Les *esprits animaux* semblaient être devenus la *raison*
dernière des philosophes.

L'auteur d'un livre, d'ailleurs estimable, définissait
ainsi *l'imagination* : « L'imagination est une perception

(1) *De la Recherche de la Vérité*, liv. II, chap. II.
(2) *Ibid.*
(3) *Ibid.*
(4) *Ibid.*

« de l'âme, causée........ par le mouvement intérieur des
« esprits animaux (1). »

Cet auteur croyait, très certainement, dire quelque
chose.

P. 96. *Il faut relire ce livre et oublier le Cours de
phrénologie.*

Broussais n'adopte pas seulement les idées générales
des phrénologistes, il en adopte jusqu'aux idées les plus
petites.

Gall avait placé *l'instinct du meurtre* dans une partie
donnée du cerveau, et il supposait, bien entendu, que
cette partie n'existait que dans les animaux carnivores.
Voilà qu'on la retrouve dans les animaux herbivores, et
vous croyez les phrénologistes dans l'embarras. Détrom-
pez-vous. *L'instinct du meurtre* est *l'instinct de la destruction;* Spurzheim l'appelle *destructivité;* et les animaux herbivores doivent l'avoir, puisqu'ils mangent les
plantes et par conséquent les *détruisent.*

« Les herbivores, dit Broussais, opèrent une véritable
« destruction sur les plantes (2)... On a voulu, ajoute-t-il,
« tourner ces idées en ridicule même dans une Acadé-
« mie... On a donc trouvé ridicule dans une Société sa-
« vante de ce genre, que la destruction des végétaux fût
« comparée, par les phrénologistes, à celle des animaux.
« Pour moi, je ne vois pas de motif pour repousser cette
« idée, si le but fondamental de l'organe est de procurer

(1) *Du bel Esprit,* p. 80.
(2) *Cours de phrénologie,* p. 218.

« des moyens d'alimentation, comme cela paraît cer-
« tain (1). »

Gall imagine un organe pour la religion; il le croit
propre à l'homme, et l'appelle organe de la *théosophie*.
On retrouve cet organe jusque dans le *mouton* (2); et ne
croyez pas que Broussais s'en émeuve. Il ira, s'il le faut,
plus loin que tous les phrénologistes.

« Les phrénologistes, dit-il, ont refusé ce sentiment
« (*le sentiment de la vénération*) aux animaux. Moi,
« je ne suis pas de cet avis; une certaine nuance de
« *vénération* existe dans plusieurs espèces, parmi les
« vertébrés qui se choisissent des chefs, qui marchent
« d'après le signal que ces chefs leur donnent et qui
« leur obéissent. Ainsi, même parmi les *moutons*, vous
« voyez un chef... (3). »

Qui le croirait? Broussais trouve Gall trop timide.

« Il n'y a pas, dit-il, d'organe central. C'est une des
« objections qu'on a cru les plus puissantes contre Gall.
« Il n'a pas voulu y répondre, que je sache; moi, je se-
« rai plus franc, plus hardi peut-être : je dirai qu'il n'est
« pas possible qu'il y en ait, etc. (4). »

Page 102. *Gall était d'ailleurs un grand anatomiste.*
Il a vu que la substance médullaire du cerveau est partout fibreuse; il a vu les fibres de la moelle allongée, se

(1) *Ibid.* p. 221.
(2) Voyez M. Leuret : *Anatomie comparée du système nerveux,
considérée dans ses rapports avec l'intelligence.* 1839.
(3) *Cours de phrénologie.* p. 350.
(4) *Ibid.* p. 116.

croiser avant de former les éminences pyramidales (1) ; il a suivi les fibres des *éminences pyramidales*, celle des *corps olivaires*, etc., c'est-à-dire toutes les *fibres ascendantes* de la moelle allongée, au travers du pont de Varole, des couches optiques et des corps cannelés, jusque dans la voûte des hémisphères ; il a vu les faisceaux que ces fibres forment, grossir à chacun de ces passages ; il a distingué, des fibres qui *sortent* pour s'épanouir dans les hémisphères, les fibres qui *rentrent* pour donner naissance aux commissures ; plusieurs des nerfs que l'on regardait comme sortant immédiatement du cerveau, ont été suivis par lui jusque dans la moelle allongée, etc., etc.

Et, je le répète, tous ces faits dont il a enrichi l'anatomie, tous ces faits tiennent à une idée heureuse, à l'idée qu'il a eue de *suivre* les fibres du cerveau, ou, pour me servir ici des expressions reçues, de substituer, dans la dissection de cet organe, la méthode des *développements* à celle des *coupes*.

Les opinions de Gall, qui ne paraissent pas devoir être adoptées, sont : celle par laquelle il suppose que les fibres

---

(1) C'est ce qu'avaient vu, longtemps avant lui, Mistichelli, Pourfour du Petit, Winslow, plusieurs autres, et qui n'en était pas moins oublié. « Chaque corps pyramidal, dit Pourfour « du Petit, se divise à sa partie inférieure en deux grosses « manipules de fibres, le plus souvent en trois, et quelquefois « en quatre. Celles du côté droit passent au côté gauche, et « celles du côté gauche passent au côté droit, en s'engageant « les unes dans les autres. » *Lettre d'un médecin des hôpitaux du roi*. Namur. 1710.

nerveuses *naissent* (il prend ce mot à la lettre) de la *matière grise*; celle par laquelle il veut que les circonvolutions du cerveau ne soient que des *plis* des fibres médullaires, et puissent par conséquent être *déplissées*; celle par laquelle il compare le *corps muqueux* de la peau à la *matière grise* de l'encéphale, etc., etc.

Gall avait un esprit qui le poussait aux hypothèses; et. jusque dans son *anatomie positire*, on ne sent que trop encore l'auteur d'un *système*.

FIN DES NOTES.

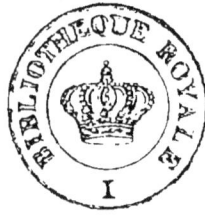

TABLE.

—

ERRATA.

PAGE 50, note 1, ligne 2, au lieu de *dépendra*, lisez *dépendre*.

www.ingramcontent.com/pod-product-compliance
Lightning Source LLC
Chambersburg PA
CBHW052038270326

41931CB00012B/2549